鼻整形图谱

——应用解剖与手术操作

主编 孔 晓

中国协和医科大学出版社

图书在版编目（CIP）数据

鼻整形图谱：应用解剖与手术操作 / 孔晓主编 . —北京：中国协和医科大学出版社，2020.4

ISBN 978 - 7 - 5679 - 1445 - 2

Ⅰ.①鼻…　Ⅱ.①孔…　Ⅲ.①鼻 – 整形外科学 – 图谱　Ⅳ.①R765.9 – 64

中国版本图书馆 CIP 数据核字（2019）第 275953 号

鼻整形图谱——应用解剖与手术操作

主　　编：孔　晓
责任编辑：杨小杰

出版发行　**中国协和医科大学出版社**
　　　　　（北京市东城区东单三条 9 号　邮编 100730　电话 010 – 65260431）
网　　址　www.pumcp.com
经　　销　新华书店总店北京发行所
印　　刷　中煤（北京）印务有限公司

开　　本：787×1092　1/16
印　　张：16.25
字　　数：320 千字
版　　次：2020 年 4 月第 1 版
印　　次：2020 年 12 月第 2 次印刷
定　　价：158.00 元

ISBN 978 - 7 - 5679 - 1445 - 2

编者名单

主　编　孔　晓

副主编　刘　柳　斯楼斌　杨海波　周　健

主　审　牛永敢　王　阳

编　者（按姓氏笔画排序）

于建刚（广州颜美荟医疗美容门诊部美容外科）

马　俊（成都青羊瑛爱整形医疗美容门诊部美容外科）

王大明（台州博雅美惠医疗美容门诊部美容外科）

王振邦（许昌辰星医疗美容门诊部美容外科）

孔　晓（郑州人民医院整形外科）

龙　飞（中国医学科学院北京协和医院整形美容中心）

庄成全（成都百龄医疗集团美容外科）

刘　柳（河北医科大学第三医院整形外科）

祁佩红（郑州人民医院医学影像科）

苏　蕾（郑州大学第一附属医院影像科）

李　阳（东莞韩美美容医院美容外科）

李长富（北京彤美医疗美容门诊部美容外科）

杨水斌（武汉爱思特医疗美容医院美容外科）

杨海波（杭州艺之花医疗美容门诊部美容外科）

张承武（武汉美莱医疗美容医院美容外科）

张嘉林（大连奈思美医疗美容门诊部美容外科）

陈　杰（上海美立方医疗美容医院美容外科）

林　川（温州市人民医院整形外科）

林丽德（福州台江医院整形美容科）

周　健（郑州大学第一附属医院烧伤与修复重建外科）

袁　杰（北京英煌医疗美容诊所美容外科）

原海旺（新乡医学院基础医学院解剖教研室）

郭光烨（宁波壹加壹美容医院美容外科）

郭金冉（河南中医药大学第一附属医院整形美容外科）

戚　征（中国医学科学院北京协和医院整形美容中心）

斯楼斌（中国医学科学院北京协和医院整形美容中心）

曾　熬（西安美莱医疗美容医院美容外科）

主 编 简 介

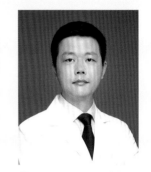

孔晓，1982 年生，副主任医师。整形外科学研究生学习期间，特别接受了系统的局部解剖学操作培训，完成"外鼻整形外科临床应用解剖学研究"课题，系统总结了国人鼻部临床应用解剖学数据及相关资料，为国人鼻整形手术提供了较为可靠的基础理论依据。工作后，注重鼻部解剖理论及临床应用结合的教学、培训及推广，主要研究方向为鼻部、眼部整形修复手术，体形雕塑和脂肪移植，以及面部年轻化等。

参与省市级科研基金 3 项，发表核心期刊学术论文 10 余篇，多次参与国内外大型学术会议，并做主题汇报。主编、主译及参编专著 5 部，其中包括：主编国内首部鼻整形解剖学专著《鼻整形应用解剖学》、主译美国鼻整形大师 John B Tebbetts 博士的《初次鼻整形——逻辑与技术的重新界定》等。

主要学术兼职：海峡两岸医药卫生交流协会整形美容专业委员会青年委员会副主任委员；中国整形美容协会鼻整形分会委员；中国中西医结合学会医学美容专业委员会鼻整形分会委员；中国康复医学会修复重建外科专业委员会鼻整形修复学组委员；中国非公立医疗机构协会整形与美容专业委员会鼻整形美容分会委员；《中国美容医学》杂志鼻整形专业编委。

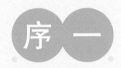

序一

　　鼻整形手术是目前国内最为流行的整形美容手术之一，也是整形美容行业最近几年发展最快的亚专业之一。21世纪初，单纯假体隆鼻手术已不能满足求美者的需要，"韩流"进入中国，中国现代鼻整形步入了启蒙阶段；2009年，《达拉斯鼻整形术》一书的翻译，使中国鼻整形进入快速发展阶段，随着各类会议、培训班的举办，鼻整形理念得到迅速普及，也使得很大一部分医生和求美者受益；之后，国内学者也出版发行了一些翻译书籍或根据自己经验和西方理念结合的书籍，进一步促进了鼻整形专业的发展。但所有取得的进步，多数得益于以基于西方人解剖为基础的手术理念和方法，国内尚没有一部系统的，基于国人解剖作为指导的临床参考书。本书的出版将会对东方人鼻整形的基础研究和临床应用起到积极的推动作用。

　　孔晓医生在2007年就读硕士研究生时，就确定了自己将来的专业发展方向——鼻整形，他的硕士课题就是"外鼻整形外科临床应用解剖学研究"。当时，由于条件所限，无法获得足量的新鲜标本，多数是用福尔马林浸泡的标本，即便在这样的情况下，他仍能克服困难，深入解剖实验室，精心操作，获得了大量有益于临床的解剖学数据。

　　研究生毕业后，孔晓医生进入我担任科主任的整形外科工作，除不断夯实自己的外科理论和基本技能外，仍矢志不渝地专攻鼻整形手术的临床诊治，将自己的解剖知识和临床有机结合，逐步形成一套自己行之有效的治疗策略。

　　近几年，在我举办鼻整形培训时，每次都会邀请孔医生担任解剖部分理论讲解和操作演示，孔医生不但圆满完成对培训人员的带教工作，还进一步积累资料，联系解剖教研室，额外进行更为详细充实的新鲜标本解剖，和我一起编著的《鼻整形应用解剖学》已于2019年3月份由人民卫生出版发行。在临床和教学之余，孔医生博览群书，并参与翻译了Tebbette医生撰写的《初次鼻整形》，该书也已在人民卫生出版社出版发行。

　　在积累了大量的解剖数据、充分的理论知识和丰富的临床经验后，孔医生和其他学者共同编著了《鼻整形图谱——应用解剖与手术操作》一书。该书是基于国人的解剖学特征，将鼻整形理念进一步提炼，并结合临床所见进行的实践总结，也可以说是一本临床操作基础纲要。

　　该书内容基本按照鼻整形手术流程进行阐述：第一章论述了鼻部专科检查和鼻面关系分析，并罗列总结出相应的术前评估表和手术计划/记录表；第二章阐述主要移植材料（耳郭软骨、耳后筋膜、肋软骨）的获取、并发症预防及其处理；第三章介绍开放入路鼻整形术基本的切开、分离设计和操作；第四至八章分别阐述鼻中隔区域、中部穹隆区域、下外侧软骨及其周边区域、骨性鼻锥区域和鼻底区域的相关操作；第九章强调鼻部通气功能的重要意义，以及预防、治疗措施；第十章详细介绍了最易被医生忽视的鼻整形术后包扎、固定和填塞操作。

　　本书编排简明扼要，重点突出，内容新颖，深入浅出，逻辑严谨，图文并茂，相信本书的出版能为鼻整形医生的临床诊疗具有一定的指导意义。

问道鼻整形（ATR）创始人　牛永敢

2020 年 3 月

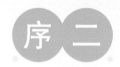

序二

每一种新的手术理念、技术都会遭遇"过激的热情"。

在黑暗中长期探索的外科医生们，只要看到一丝光明，都会飞蛾扑火一般，不顾一切地拓展着新的领域。可惜激情过后，才发现柳暗花明，伴随着春寒料峭，浪潮褪尽，总会见到狼藉遍地。

鼻整形也未能幸免。十余年前，西方现代鼻整形理念的引进，迅速改变了中国"单纯假体隆鼻"的现状。一夜之间，鼻整形没有了"禁区"，无数医生饱含激情投身于此。异域风情的宣传比比皆是，宗派大师层出不穷。西方现代鼻整形理念无疑促进了中国鼻整形的发展，但将之衍生的技术生搬硬套应用于不同种族的解剖结构之上，可能会画虎类犬、不伦不类。短短十余年，临床所见的鼻整形修复病例已占多数。幸而，还有许多克制、冷静的医生在批判地评估、接纳西方现代鼻整形理念。孔晓医生即为其一。

孔晓医生是牛永敢博士的高徒之一，早在2007年即开展了"外鼻整形外科临床应用解剖学研究"，获得了大量详实的解剖学数据。之后，在多年的临床工作中，孔晓医生专注于中国人鼻整形手术的临床诊治，并在业余时间花费大量的精力，进一步积累解剖资料，获得更为详细充实的解剖数据，协助牛永敢博士将之编撰成书——《鼻整形应用解剖学》，于2019年由人民卫生出版发行。这是首部鼻整形相关的解剖学中文专著，对临床具有重要的指导意义，为东方人鼻整形理论体系的建立奠定了基础。

殊为难得的是，孔医生并未满足于此，止步不前，而是将获取的解剖知识和临床有机地结合，逐步形成一套自己行之有效的治疗策略，和其他学者共同编著了《鼻整形图谱——应用解剖与手术操作》一书。该书将国人的解剖学特征，融汇现代鼻整形理念，搭建起基础与临床之间的桥梁，成为临床基础操作指南，为东方人鼻整形理论体系的建立迈出关键一步。

该书内容包括鼻整形手术耳熟却未必能详的基础流程，言之有理、言之有据，使读者知其然，更知其所以然。本书为矜争喧嚣的鼻整形领域带来一股清流，难能可贵。

千里之行，始于足下。

"飞"的人太多，反而凸显了脚踏实地者的珍贵。

为序。

王 阳

2020年3月于协和

前　言

自 21 世纪初期，开放入路鼻整形理念和技术由欧美国家传入国内以来，鼻整形逐渐成为广大整形外科医生最为关注和追捧的专业亚方向之一，相关鼻部手术也已在各级医院如火如荼地广泛开展。但是，在专业技术能力方面，却呈现出医生技术水平良莠不齐、整体技术水平有待提高等现状。究其原因，主要与医生们忽视了国人鼻部解剖特点及其手术应用，完全模仿且未真正理解基于西方人鼻部解剖特点而形成的鼻整形理念和技术，未建立适合国人的鼻整形基础技术操作体系和手术流程，以及手术操作的细节处理不规范等。此外，尚有以下因素：不重视或忽略术前专科检查、鼻－面分析及诊断等步骤，缺少对手术方案的有效指导，未形成良好的临床思维体系；国内基础操作技术专著少且缺乏实用性，医生学习途径较为局限；缺乏对术后患者严谨、长期的随访观察等。

作为本书的策划者和主编，十分庆幸在现代鼻整形技术传入国内的起始阶段即参与其中：整形外科学研究生学习期间（2008 年），完成了"外鼻整形外科临床应用解剖学研究"的课题，系统总结了国人鼻部临床应用解剖学数据及相关资料，为国人鼻整形手术提供了较为可靠的基础理论依据；工作后，得到牛永敢博士的悉心指导，一直专注于鼻部解剖理论及临床应用的结合、教学、培训及推广。可以说，对于上述国内鼻整形现状有较深的了解，并萌发了完成一本基于国人解剖特点的实用性的基础操作图书，详细阐述如何完成一例基本手术。

为此，本书的编写基于国人鼻部解剖、相关美学和临床资料，从章节安排上，按照基本的手术流程进行划分和论述，优化了手术顺序和步骤，可以使读者有更为清晰的手术计划和目的；形式特点方面，插入大量清晰度极高的解剖图片，可以清楚地展现手术中无法观察到的视野和角度，再结合手术图片、相关示意图和录像，并配合详细讲解，多角度多视野全面阐述相关操作，达到既通俗易懂又规范基础操作的目的，便于读者能够深刻理解并快速掌握相关技术操作；将国人鼻部解剖特点和美学结合到鼻部亚单位、手术操作步骤中，进行详细描述和分析，使得读者能明确诊断分析，深刻理解适合国人的相关操作，以达到组合性应用的能力；加入近年来更新的解剖学观点及其临床应用，操作细节的革新，以及对鼻部软组织的重新认识等理念。以期为国内初、中级整形医生的规范化操作提供一定价值的参考。

在本书的第一章中，详细论述了鼻部专科检查内容、方法，以及鼻－面关系分析，并罗列总结出相应的术前评估表和手术计划/记录表（附录部分），以便使读者能够养成良好的临床思维习惯，重视做好鼻整形手术的起始环节：充分了解患者鼻部症状、解剖结构特

1

征和功能障碍等情况，并明确鼻部与面部之间相互关系及不协调情况，以达到完善术者对患者鼻部状况、鼻－面关系的理解和评估的目的，并为术前诊断提供依据，使手术方案设计更具针对性、协调性和系统性。

东亚人鼻整形术中，自体移植物的应用具有不可替代的优势和地位，而自体移植物的获取则是其应用的关键起始步骤。安全、高效地获取适合鼻整形术的自体移植材料，不仅可以节省手术时间，还能保障鼻整形手术的顺利完成，同时，也能使术者保持良好情绪。本书第二章详细阐述国人鼻整形手术中常用自体移植物——耳软骨、耳后筋膜及肋软骨的获取方法，及其并发症的术中预防、术后处理。

开放入路鼻整形术的特殊切开、分离方式，可以获得下外侧软骨、上外侧软骨和鼻骨等组件最大限度的显露，便于在直视下对鼻尖、鼻背的支撑结构进行精细而对称的操作，有利于精准的缝合和移植物固定等，对鼻整形手术的后续操作和最终的术后效果均可产生影响。该步骤虽看似简单，但要求并不低。第三章强调术者应熟知鼻部支架及其各结构间相互关系、软组织（韧带等）连接方式和特点、血管走向，以及内部支架结构与鼻部外观标志之间的对应关系等解剖学内容，以便正确进行切口的设计和组织分离（尤其是先天性或多次术后的鼻畸形患者），减少不必要损伤，也有利于后续手术操作的顺利实施，保证手术的最终效果。

鼻部软组织结构切开、分离等操作完成之后，常规的手术顺序是对鼻中隔区域进行操作。第四章的内容主要包括：鼻中隔软骨切取、鼻中隔偏曲矫正（包含从简单的切除到复杂的置换、重建），相关移植物使用及缝合等内容，是涉及鼻部中线位置、形态、长度，鼻背及鼻尖结构加强或重建，鼻下点位置、形态，以及鼻部嗅觉和通气功能等外观和功能的综合性修整，是获得理想鼻部外观及功能的基础。

中部穹隆区由拱顶区骨性结构、上外侧软骨及其后方鼻中隔部分所构成，深刻理解该区特殊的解剖结构特征，是熟练掌握该区相关手术操作，以及预防和矫正因解剖结构变化所致继发畸形的先决条件。本书第五章将基于相关应用解剖分析，从手术理念、手术流程及操作细节等方面，详细介绍适合国人的驼峰鼻畸形治疗理念和术式，术中继发畸形处理，以及中部穹隆侧壁区域凹陷矫正等操作。

鼻下端1/3，尤其是鼻小叶的位置和形态主要受其深部支架结构（下外侧软骨尺寸及相关连结组织）和皮肤软组织影响。此外，鼻中隔软骨（尺寸、位置）、上外侧软骨（尺寸、连接方式）、前鼻棘、周边肌肉和纤维结缔组织的张力及方向也都在一定程度上影响着其形态和位置。本书第六章将基于该部位系统的相关美学分析、解剖学诊断，列举被多数医生所接受和认同的鼻尖部软骨缝合技术和移植物类型，并阐述移植物使用原则、常用移植物局限性及"仿生学"移植物的探讨。

对于大多数要求改善骨性鼻锥形态的国人来说，最常抱怨的有鼻背区低平、鼻部太宽和驼峰等三大方面。本书第七章仍将先从相关应用解剖内容入手，分别对鼻背区低平和鼻部太宽的症状进行论述：前者主要涉及改变的支架结构是骨性穹隆和软骨性穹隆紧密结合而成的单一实体——骨 – 软骨穹隆，其美学改变原则为改善突出度、宽度及两侧弧度，并与原骨 – 软骨穹隆的解剖结构特征相融合；而功能方面的预防和矫正，需将移植物 / 填充物放置在鼻根点至鼻中隔前角之间，避免增高材料突入、穿出至鼻腔，甚至影响通气功能。后者则需根据国人解剖特点和患者具体情况，采用普遍接受且结果稳定的截骨手术方式完成操作。

长期以来，鼻底区域通常被认为在美学外观及功能方面都不占主要地位，是医师们最易忽视且缺乏了解的区域。但是，当我们充分研究解剖、美学要素及临床病例回顾后，会发现该区域的手术并没有想象的简单，反而可能因为术前诊断、分析、手术计划的不恰当而影响术后外观（甚至产生无法修复的畸形）及功能。第八章将首先全面分析鼻底各亚单位的解剖 – 美学关系，继而对各亚单位内所涉及的相关手术进行解析，以期能够全面的阐述该区域的相关问题。

鼻部解剖结构不但决定器官的外形，更影响着器官生理功能的正常与否。临床工作中，鼻整形外科医生不能仅关注如何通过解剖结构改变来改善鼻部外形，而忽视了结构改变亦可能导致鼻部生理功能障碍的特性。近年来，鼻整形手术后出现生理功能障碍的报道逐年增加，其中，尤以通气功能受限最为常见，甚至出现因长期通气障碍引起一系列生理、心理改变的病例。第九章将主要阐述解剖生理异常引起鼻部通气功能障碍的相关因素及其临床应用，以期完善鼻整形术的术前分析、诊断和治疗，引起医师们的广泛重视。

开放入路鼻整形术最后的操作步骤是切口的关闭和包扎固定。该步骤对鼻整形而言，会直接影响手术效果，是不可忽视和替代的操作，需谨慎对待：切口缝合会影响下外侧软骨部分节段位置及鼻腔衬里的分布，不但在缝合后即刻对鼻部形态产生影响，还可能会因对合不恰当而产生创面延迟愈合、肉芽组织增生、组织粘连及瘢痕挛缩等不良结果，导致术后鼻尖结构位置、形态及通气功能的改变，甚至继发性畸形；而胶带包扎和夹板固定鼻部是被覆软组织与深层支架重新贴合，以及术后早期保持新支架结构、移植物定位和稳定的重要措施。本书第十章将详细讨论上述操作环节，以期能够规范该步骤的操作流程和实施细节，进一步完善鼻整形术效果。

在本书即将付梓之际，特别感谢从医道路上对我有巨大帮助、支持和鼓励的前辈、老师：河南科技大学医学院原党委副书记、人体解剖与组织胚胎学教研室主任李伟教授；郑州大学第一附属医院泌尿外科张卫星教授、整形外科刘林嶓教授、烧伤与修复重建外科崔正军教授；郑州大学基础医学院人体解剖学教研室马钊教授。特别感谢本书主审、我的老师牛永敢博士一直以来对我的教导和爱护！特别感谢北京协和医院整形外科王阳教授的指导和审核！感谢郑州宏科卫教贸易有限公司、河南大清生物技术有限公司在本书编著过程中提供的大量实验材料及解剖技术数据支持！感谢郑东美美医疗美容门诊部陈俊男女士在示意图制作方面给予的巨大帮助！感谢陈俊男女士、乔静杰女士、张凯菲女士和王红艳女士为本书提供肖像权！

　　本书的撰写，我特别邀请了一批在鼻整形领域有一定影响和造诣的志同道合者，以及临床应用解剖学者作为编委，以期将本书的编撰定位于较高水平。但是，限于知识水平及见解不同，虽竭尽所能并倾尽全力，却仍深感不甚满意且心有余而力不足，纰漏和不足之处在所难免，恳请前辈和同道们不吝斧正。

孔　晓

2020 年 3 月

目 录

第 1 章

鼻整形术前专科检查及相关分析

　　鼻整形术的术前专科检查及相关分析，包含外鼻、鼻腔的形态结构性检查及功能性检查，影像学检查以及外鼻与面部结构、轮廓之间的分析等，是充分了解患者鼻部症状、解剖结构特征和功能障碍等情况的基础环节，也是明确鼻部与面部之间相互关系及不协调情况的重要步骤。通过术前检查与分析，不仅可预判性获知某些解剖结构的构型特征，进一步完善术者对患者鼻部状况、鼻－面关系的理解和评估，为术前诊断提供依据，还能使手术方案设计更具针对性、协调性和系统性，即便术中出现非预期情况，也能从容应对（见附录 1、2）。因此，重视并熟练掌握系统的术前诊断、分析体系，养成良好的临床思维习惯，是做好鼻整形手术的开端。

1

第一节　外鼻检查

一、外鼻表面解剖学基础知识

大多数医师能熟知外鼻支架结构的组成、位置和形状等常规解剖学内容，但对于外鼻支架结构与体表标志或亚单位的对应关系等内容缺乏充分的认知。因此，在进行外鼻检查之前，掌握该部分知识的基本内容，对得出正确且更为详细的检查结果是有益的（图 1-1～图 1-3）。

事实上，鼻部表面解剖学知识还能对术前美学评估、解剖学分析诊断、手术方案制订、术中细节再评估和术后效果评价等多方面提供依据。在本书的下文中将会结合手术流程和具体操作，进行详细分析和阐述。

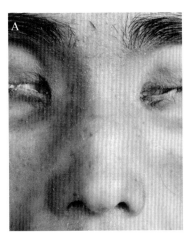
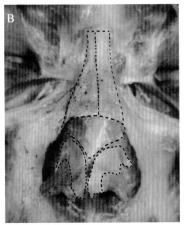
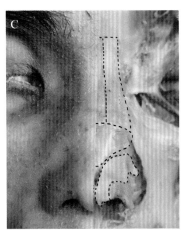
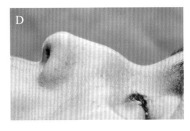
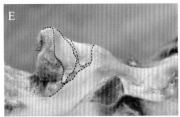
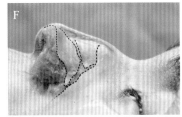

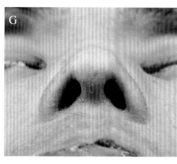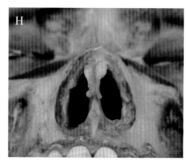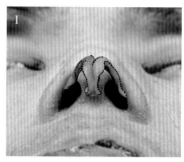

图 1-1　鼻部被覆皮肤软组织与其深部支架结构的对比观察

鼻整形医师需要练就"透视"被覆软组织"看透"骨与软骨三维结构的能力，并将两者紧密结合在一起，以利于检查、诊断、手术设计和操作

二、视诊和触诊

外鼻检查主要涉及视诊和触诊两项内容。检查时，嘱患者面向术者，采取坐位，上身稍前倾，颈部放松以便转换角度进行检查。外鼻检查对光线和视角因素要求较高：应尽可能在光线充足且柔和的地方，从正位、仰头位及侧位等多角度进行。避免不真实的阴影和反射光，影响对称度、规则性、瘢痕、畸形、局部亚单位，以及鼻部与面部关系的判断。

鼻部视诊可依照其亚单位分区进行（图 1-2），内容包括：鼻部轮廓、大小、解剖变异、形态异常等方面。触诊则是视诊的进一步验证和补充，一般与视诊同期进行。

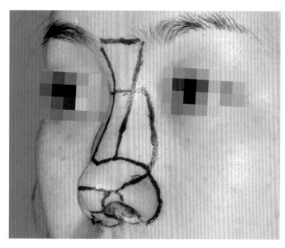

图 1-2　外鼻亚单位

外鼻亚单位分为中线的鼻额区、鼻背区、鼻尖上小叶区、鼻尖下小叶区、鼻小柱及其基底区等 5 个亚单位，以及两侧的鼻侧壁区、鼻翼区、软组织三角区和鼻槛区等 8 个亚单位，共计 13 个亚单位

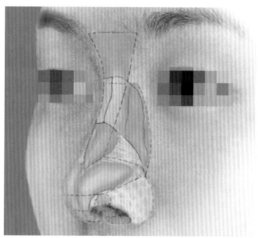

图 1-3　鼻部亚单位与深部支架结构的对应关系

触诊主要包括触摸和轻压两种方式。触诊通常用感觉敏锐的示指指尖腹部完成，以利于感知皮肤和皮下组织状况、骨及软骨的不规则信息等，如示指指腹触摸鼻背和鼻尖，检查鼻背和鼻尖皮肤软组织厚度、活动度，以及鼻骨长度、鼻缝点位置、拱顶区范围及鼻中隔前角位置等（图1-4）；两示指检查骨性、软骨性鼻锥的凸起、凹陷、不规则形态和两侧对称度（图1-5）等。轻压检查通常使用单个示指或拇指和示指检查外鼻硬度、活动度及结构支架。例如，示指向下轻轻施压软骨性鼻背（鼻中隔前角）和鼻尖来检查其支撑力及回弹性（图1-6）；拇指和示指抬起鼻尖检查鼻小柱及鼻中隔尾侧端（图1-7）；拇指和示指检查鼻锥的轮廓，以及被覆皮肤软组织的厚度、弹性和活动状况（图1-8）；两示指指腹触压检查下外侧软骨外侧脚头侧及尾侧，明确其走向、尺寸和形状（图1-9）；拇指和示指捏住鼻翼软组织，并在鼻前庭内轻压检查鼻翼软组织、外侧脚和穹隆部的厚度、硬度、大小和形状等（图1-10）。

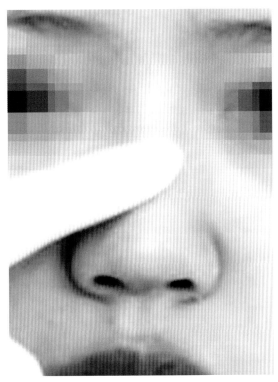 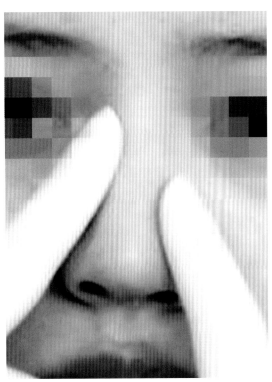

图 1-4　用示指指腹由上至下轻触鼻背、鼻尖检查

图 1-5　用两示指置于外鼻两侧，由上至下检查骨性、软骨性鼻锥

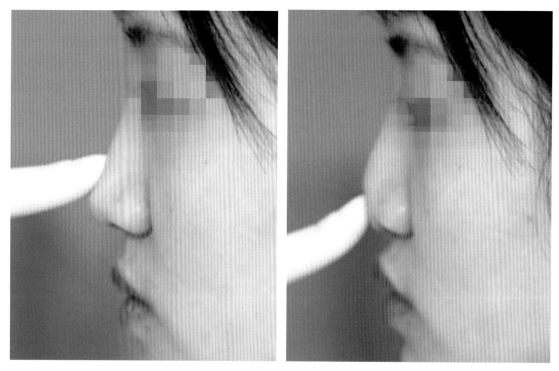

图 1-6　用示指轻压鼻尖上区、鼻尖，检测中隔软骨、下外侧软骨的支撑力和回弹性

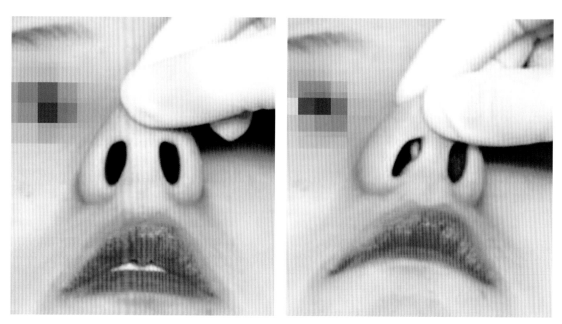

图 1-7　用拇指和示指抬起鼻尖，从底位检查鼻小柱位置、形态和移动度，以及鼻中隔尾端情况

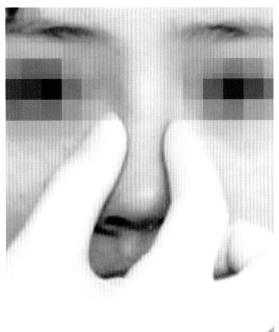

图 1-8　用拇指和示指检查鼻锥的轮廓及被覆皮肤软组织的厚度、弹性和移动度

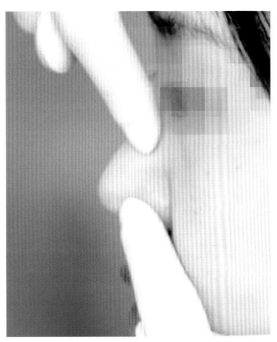

图 1-9　两示指指腹对下外侧软骨外侧脚头侧及尾侧触压

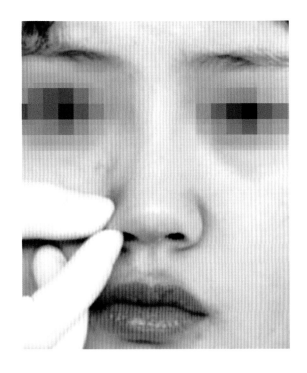

图 1-10　拇指和示指间抚压来检查鼻翼及部分下外侧软骨

7

第二节 外鼻及其与面部结构、轮廓关系的综合分析

鼻整形术前分析、诊断时，不仅需关注某个或某些需要手术矫正的异常亚单位区域，更应该重视外鼻与面部整体的比例关系和协调性，以及面部轮廓不对称和异常等因素对鼻整形手术的影响。因此，在检查鼻部异常和畸形等情况的同时，必须对外鼻和面部的关系进行系统分析。

一般可通过患者正位、侧位、仰头位的打印照片进行外鼻和面部的观察、测量和综合分析（也可以通过计算机软件在电脑上测量、分析和模拟），并与患者进行充分沟通。

一、正位分析

（一）确定"两点一线"的位置和走向

"两点"分别指的是：其一，鼻根点。对于东亚人来讲，其位置通常应位于瞳孔上缘水平线，但最佳的具体位置受额部突出度影响较大，如果额部较为低平，应避免位置过于靠上，影响鼻背与额部的关系、鼻部长度等判断；反之，则可依据情况，向头侧适当移动，使术后鼻眉连线更顺滑，鼻部外观更自然。其二，鼻下点。其位置是鼻小柱与上唇的交点/界，经过该点的水平线是面中1/3的下界，在判断鼻-唇部关系、鼻小柱-鼻翼关系和面部比例等方面具有重要的美学意义，可根据面长测量数值的1/3判断该点位置是否合适（图1-11）。

"一线"是指面部中轴线，即眉间中点-唇珠（或切牙缝）-颏点的连线。用以判断鼻根、鼻背、鼻尖、鼻翼及其基底、鼻骨及其基底、鼻孔等相对对称性，明确鼻部中线（鼻背轴线）是否与面部中轴线重合，若不重合，应以鼻-面协调性为首要原则，将鼻部中线向面部中线的方向修整，达到局部器官与面部整体的协调，而非孤立地追求外鼻居于中线（图1-12）。

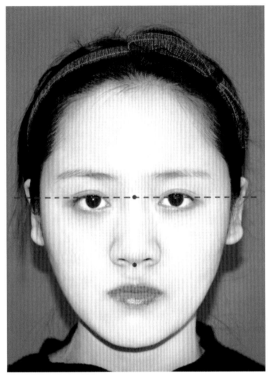

图 1-11　鼻根点、鼻下点的理想位置

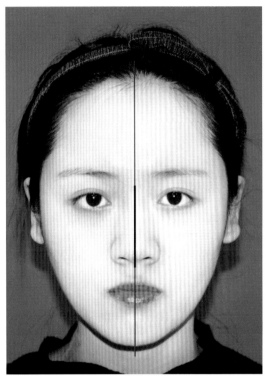

图 1-12　面部轮廓是相对对称的外观，外鼻中线需要与面部中线吻合、协调

（二）判断外鼻侧壁（骨或软骨）对称度

外鼻侧壁的不对称可体现为骨或软骨性鼻锥局部凹陷、凸起、不规则外形和倾斜度不同等临床表现，需结合鼻背线、面部中线进行综合性分析。有时，鼻背线居中，但骨性鼻锥侧壁呈现不同倾斜程度的状况，这类特征不易视诊观察，多需要滑动触诊明确诊断。

（三）通过面部"三庭五眼"的比例标准分析外鼻

以面部"三庭五眼"的标准比例划分方式，分析外鼻长度、宽度与面部的比例关系是否适合，确定需要修正的鼻部亚单位（图 1-13 ~ 图 1-15）。

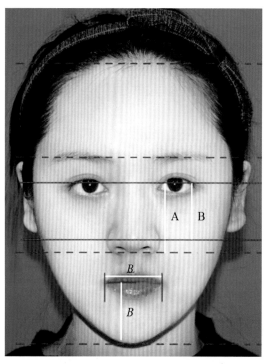

图 1-13　外鼻视觉长度和相对长度

外鼻视觉长度（A）是鼻根点到鼻尖下折点或鼻下点的距离，相对长度（B）是鼻根点到鼻尖点垂直距离，理想情况下是面中部长度的 2/3，也基本等同于下颏长度或口裂宽度

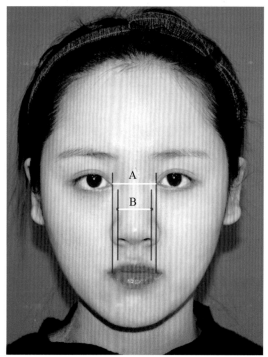

图 1-14　骨性鼻锥宽度

骨性鼻锥宽度是上颌骨额突在鼻颌沟最宽处的间距，若超过内眦间距的 75%，则可能需要行外侧截骨手术

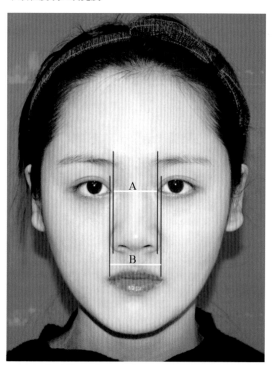

图 1-15　鼻翼张角外点、鼻翼基底间距

鼻翼张角外点通常应位于经内眦的垂线外 2~4mm，而鼻翼基底间距则应等于内眦间距，或宽 1~2mm

（四）鼻孔环的动态变化及影响

应用棉签挑起一侧或两侧鼻孔顶点到达预期高度，观察鼻孔环周组织的伸展度，鼻翼张角、鼻翼基底内移后外观及其与面部宽度的协调性（图 1-16）。此外，还可观察鼻翼张角、鼻翼基底与骨性鼻锥宽度的对比关系，以预判鼻尖加高后，骨性鼻锥宽度与鼻翼基底宽度是否协调，并制订相应的手术方案。

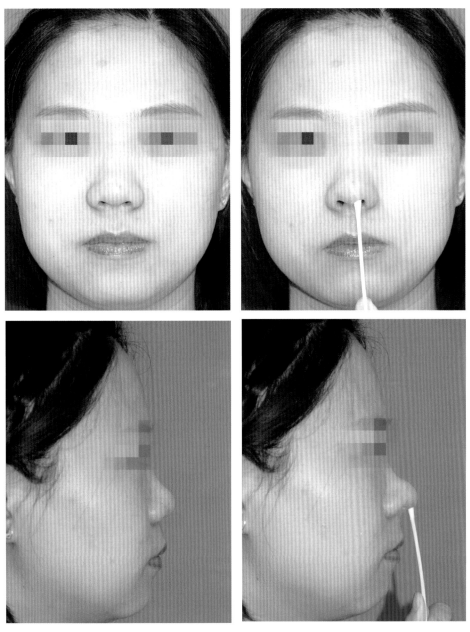

图 1-16　鼻孔环周组织的动态变化（正、侧位）

（五）鼻尖上小叶区

鼻尖上小叶深层结构对应的是下外侧软骨穹隆段及外侧脚，重要的视诊内容是鼻尖表现点及上小叶区宽度、对称度、鼻尖至鼻翼的过渡、局部凹陷或凸起等形态观察。

鼻尖表现点是下外侧软骨穹隆段最高点及其被覆皮肤软组织共同在体表的显现，其外观与穹隆宽度和形态、穹隆间距、穹隆段至外侧脚过渡处软骨形态及皮肤软组织厚度等相关。理想状态下，隆起的穹隆段平缓地过渡为平坦或凹陷的外侧脚，是精致鼻尖及表现点明显的结构基础，左、右鼻尖点与鼻尖上点、鼻尖下点共同组成菱形的鼻尖表现点结构。但是，国人普遍存在下外侧软骨强度不足、穹隆段形态发育不良以及鼻尖皮肤软组织较厚等解剖特征，往往难以在体表投射区呈现出理想的鼻尖点形态，即使是通过手术改善，也常因皮肤软组织厚度、增生的瘢痕组织、移植物使用及软骨缝合方式等限制性因素太多而不尽人意，常呈现为单一表现点。

鼻尖上小叶区是以下外侧软骨外侧脚为主体的区域，其外观通常与外侧脚位置、形态、走向、尺寸、皮肤软组织厚度，以及上、下外侧软骨间相互关系等相关。临床工作中，患者常主诉的大鼻头样外观，其实质多是鼻尖上小叶区外侧脚尺寸过宽、外侧脚间距增宽、外侧脚与上外侧软骨重叠过多等因素，而非左、右鼻尖点间增宽（图 1-17）。

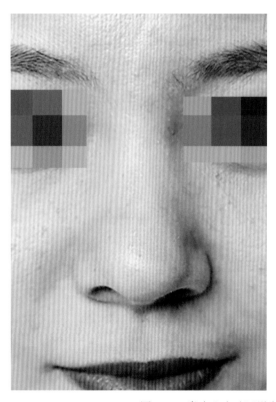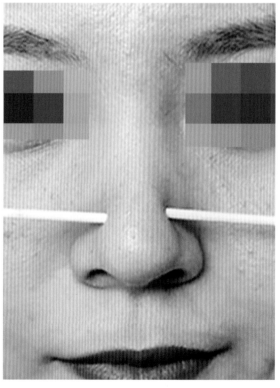

图 1-17　鼻尖上小叶区增宽外观及其应手术缩窄的位置

（六）鼻翼缘形态及其与小柱 – 小叶点的关系

鼻翼缘形态的观察主要是指其对称度，若对称度差别明显，应分析病因并制订相应的手术方案（图 1-18）。另外，两侧鼻翼缘与小柱 – 小叶点相连构成类似海鸥翅样外观（图 1-19），可根据其形状的变化，判断鼻翼缘、鼻小柱的相对关系：如果翅间角度过小，提示鼻小柱悬垂；角度过大，提示鼻小柱退缩。

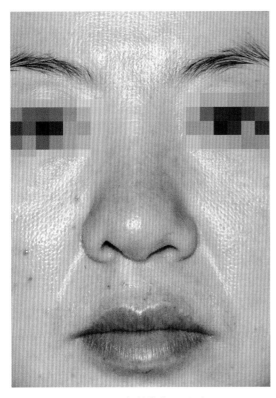 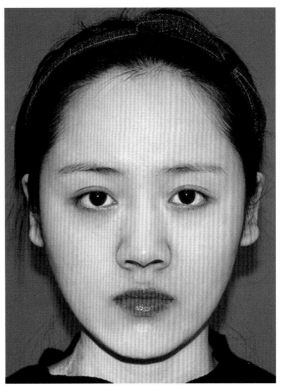

图 1-18　鼻翼缘位置差异　　　　　图 1-19　鼻翼缘与鼻小柱 – 小叶点构成的海鸥翅样曲线

（七）鼻眉连线

鼻眉连线是指自眉头发出，经鼻根、鼻背与鼻尖表现点之间相连接的弧线，用以判断鼻根部、鼻背部的宽度和对称性及其与鼻尖的连续性等。如果该曲线中断或弧度过大，常提示鼻根部或鼻背部存在异常。两侧鼻眉连线之间即鼻背宽度，通常在拱顶区最宽，男性大于女性，虽有具体数值作为参考，但不应刻板地遵守，而是根据面宽、骨性鼻锥基底宽度、鼻翼基底宽度、鼻侧壁坡度及鼻眉连线等个体差异的实际情况，综合分析得出是否修改的结论（图 1-20）。

二、侧位分析

（一）鼻根点突度

鼻根点的美学参数除前述的正位观位置外，还有突度因素（图 1-21）。鼻根点突度在侧位分析时，同样受前额突出度的影响很大，在判断鼻根突出度是否合适以及设计手术方案之前，需先确认眉间区域的突出度是否理想，如果额部过于突出或眉间区域过于平坦，都将影响到对鼻根高度的判断。理想标准通常有两个：其一，位于眉间中点垂线后 4mm；其二，鼻根点在经眉间中点垂线和角膜前缘垂线之间的中点或之前。此标准是判断是否需要做鼻根点填充的参考。

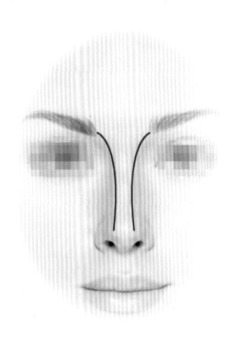

图 1-20　鼻眉连线示意图

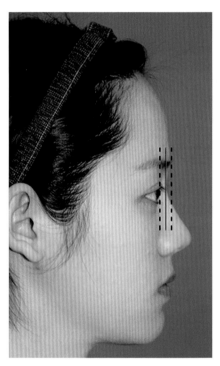

图 1-21　鼻根点突度理想位置

（二）通过"三庭"比例判断外鼻长度

根据侧面"三庭"线的划分，分析、判断出外鼻长度与面部的比例是否恰当（图 1-22）。理想的外鼻长度是中庭的 2/3（面长 2/9），或者近似等于下颏垂直高度。

（三）鼻背轮廓/突出度

鼻背轮廓（突出度）反映鼻部支架结构及其被覆皮肤软组织的状况（图 1-23），通常情况下是平直的，也有驼峰、鞍形、塌陷、不规则等表现形式。例如，观察驼峰所在的位置、大小及突出部分是以骨性为主还是以软骨为主，为手术方案的制订提供依据。

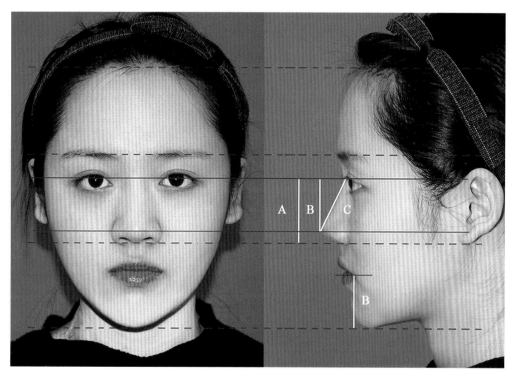

图 1-22　外鼻视觉长度（A）、相对长度（B）、实际长度（C）以及鼻部与面部比例关系

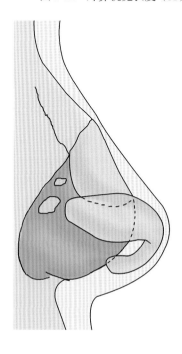

图 1-23　外观平直的鼻背线，是外鼻支架结构形态与皮肤软组织厚度相互协调的结果呈现

（四）鼻背线与鼻尖表现点关系

鼻尖上折点与鼻尖表现点的关系可分为三种类型，即鼻尖上点在鼻尖表现点之上、平齐、之下（图1-24）。理想状态下，女性鼻背 – 鼻尖连线为稍凹曲线，男性为直线。

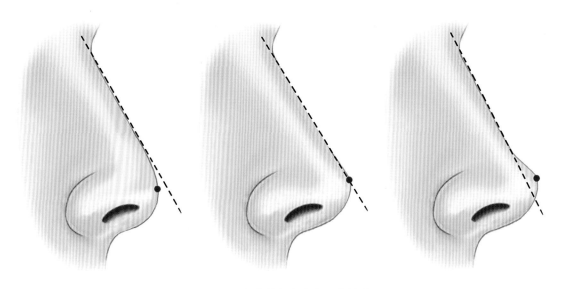

图 1-24　鼻背线与鼻尖表现点关系

（五）鼻尖突出度

鼻尖突出度应与周边结构相协调。以简便、实用的临床标准来分析，主要涉及三条垂直线：经鼻尖表现点垂线（A）、经鼻下点垂线（B）、经鼻翼沟外点垂线（C），国人 AB/BC 的比例以 6 ~ 5：4 ~ 5 较为合理（图1-25）。

（六）鼻尖突出度与中面部突出度的关系

鼻尖突出度与中面部突出度之间存在重要的对比关系，例如，正常突出度的鼻尖，如果存在于中面部凹陷的面部轮廓中，则呈现假性鼻尖突出不足情况；反之，如果存在于中面部突起的面部轮廓中，则可能呈现相反视觉结果。

（七）颏部与外鼻的关系

颏部突度与外鼻的关系也具有重要的美学意义。过分突出的颏部，即便是鼻尖部突出度正常，也会造成视觉上突出度不足；反之，呈现出鼻尖部突出的视觉误差。在颏部突出度正常时，可经颏点、鼻尖点画出鼻颏线，通过该线与上、下唇的距离（鼻颏线距下唇 0 ~ 2mm，距上唇 2 ~ 4mm），在一定程度上判断鼻尖突出度是否调整（图1-26）。

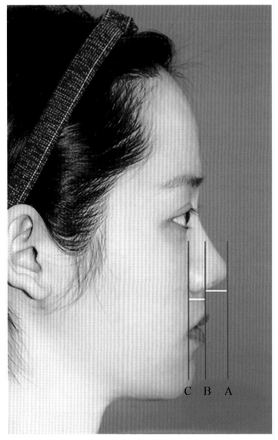

图 1-25　鼻尖突出度比例关系

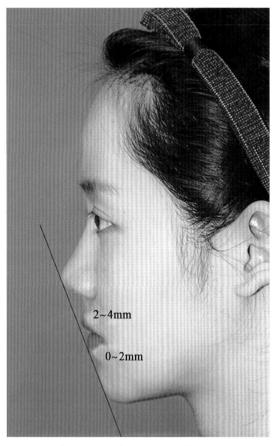

图 1-26　鼻颏线在一定程度上反映鼻尖突出度状况

（八）鼻翼缘与鼻小柱的关系

以鼻孔长轴线为分界线，距离鼻翼缘与鼻小柱的距离均为 1.5mm 为标准和判断依据，在鼻小柱位置正常情况下，根据数值变化诊断鼻翼缘状况（退缩或悬垂），或者鼻翼缘位置正常情况下，根据数值判断鼻小柱状况（退缩或悬垂）（图 1-27）。

（九）外鼻相关角度分析

外鼻相关的重要角度基本均在侧位观察和测量，例如，鼻额角（115°～130°）、鼻面角（30°～40°）、鼻小柱–小叶角（30°～45°）和鼻小柱–上唇角（90°～105°）等（图 1-28），

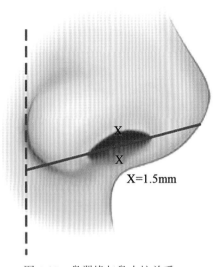

图 1-27　鼻翼缘与鼻小柱关系

17

通过测量这些角度的数值并参考面部结构和轮廓的具体情况，综合分析出相关结构的修改方案。

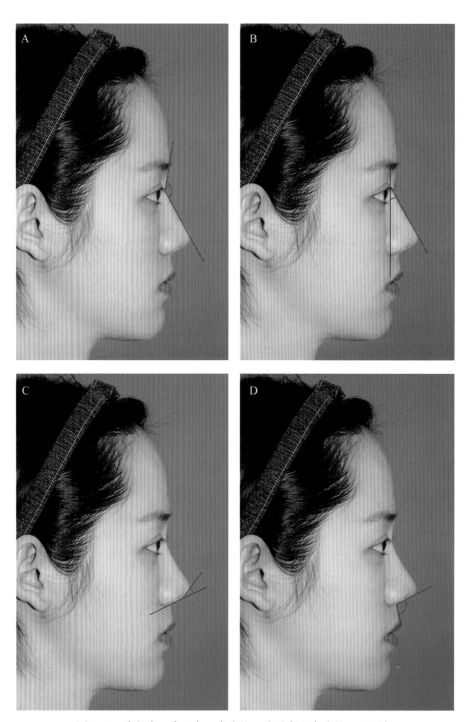

图 1-28　鼻额角、鼻面角、鼻小柱－小叶角和鼻小柱－上唇角

三、底位分析

（一）鼻底各亚单位形态及对称性

底位分析过程中，除关注鼻底各亚单位形态、双侧分布亚单位的对称度等局部形态外，还需注意鼻底的整体协调性，以及亚单位之间的过渡（如软组织三角区与邻近结构之间、鼻小柱基底与鼻槛之间、鼻翼与鼻槛之间等）。此外，从解剖关联性方面剖析，还应理解周边组织结构可能会对相关亚单位形态和对称度产生较大的影响（图 1-29 ~ 图 1-37）。

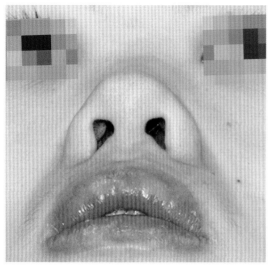

图 1-29　鼻翼软组织肥厚外观

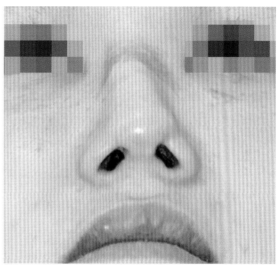

图 1-30　软组织三角区瘢痕挛缩

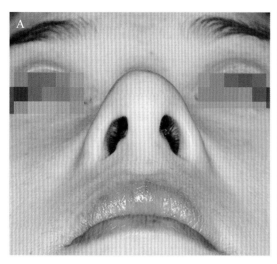

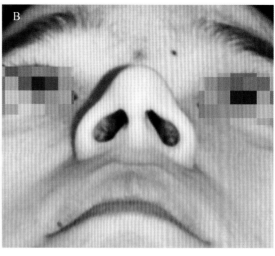

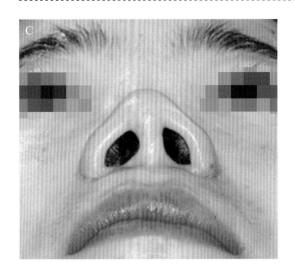

图 1-31　鼻小柱过宽、过窄、偏斜

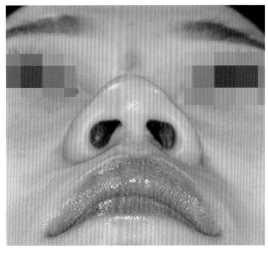

图 1-32　鼻小柱基底不对称（内侧脚发育差异）

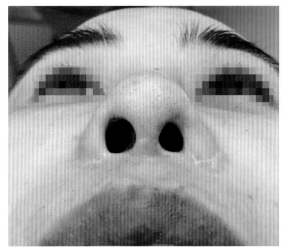

图 1-33　前鼻孔瘢痕性收缩

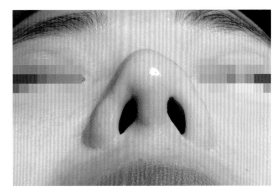

图 1-34　鼻槛凹陷性瘢痕

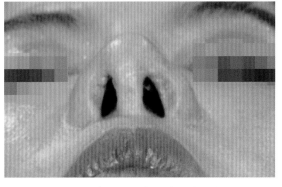

图 1-35　鼻前庭近鼻翼缘处蹼状瘢痕

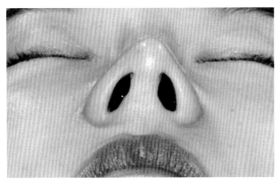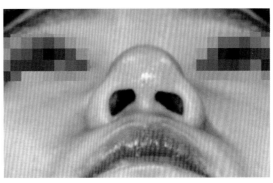

图 1-36　鼻尖形态与鼻底形态（宽度）的不协调外观

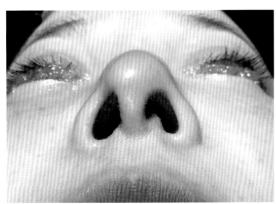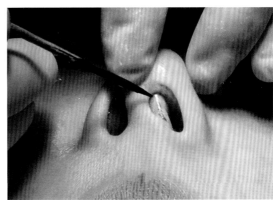

图 1-37　鼻小柱位置（偏斜）受鼻中隔尾侧端影响

（二）鼻尖下小叶与鼻小柱的比例关系

鼻尖下小叶与鼻小柱的比例关系涉及重要的鼻部美学问题。实质上，是其深部下外侧软骨小叶段与小柱段长度解剖因素差异的体现（图 1-38）。国人鼻尖突出度不足的患者，基本上均存在小叶 – 小柱比例失衡（比值增大）外观。经大量临床观察和测量，国人理想小叶 – 小柱比例的数值设置为 2 : 3 比较符合种族特色。

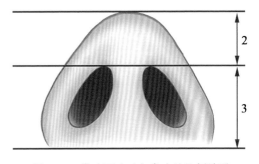

图 1-38　鼻尖下小叶与鼻小柱比例关系

（三）鼻翼基底凹陷

鼻翼基底凹陷是上颌骨发育欠佳的一种表现形式，对鼻尖突出度、鼻 – 面关系、鼻翼对称度、小柱偏斜程度、小柱 – 上唇角和上唇翘度等形态均存在重要影响（图 1-39）。术前检查分析时，不但要明确凹陷的程度，判断是否需要手术矫正，更应该预期手术矫正后，是否会出现鼻翼基底间距变宽，鼻尖突出度不足等不良的继发变化，便于完善手术方案，并合理安排手术顺序。

（四）鼻翼张角、鼻翼基底宽度

鼻翼张角（AL-AL）、鼻翼基底宽度（AC-AC）分别指的是鼻翼两侧最外侧点之间、鼻翼与上唇交界位置最下点之间的距离（图1-40），前者体现的是鼻翼的外张程度，正位、底位均可观察，正位时更能明确其与面部宽度之间的协调性，后者则在底位观察时最为准确。两者的区分，不仅体现了美学意义的差别，也是对应了手术方案的不同。

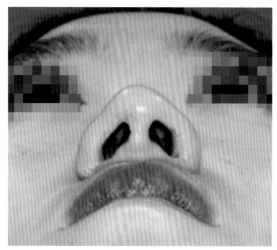

图 1-39　两侧鼻翼基底凹陷程度不一，两侧鼻翼长度不对称

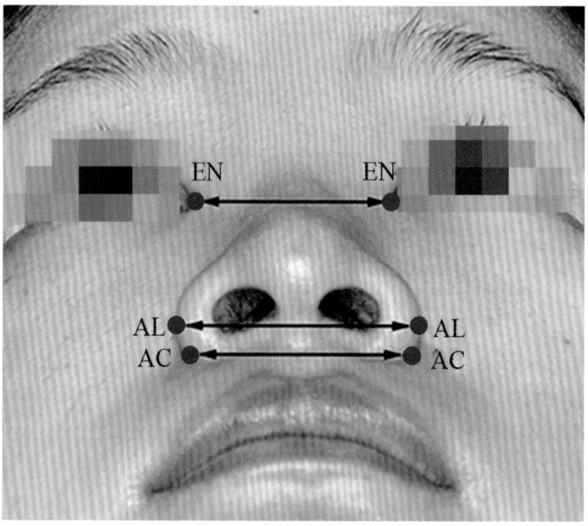

图 1-40　鼻翼张角、鼻翼基底宽度图示

此外，患者牙列和上牙槽骨检查也是鼻整形术前检查中必要的部分。特别是唇裂继发鼻畸形、上唇前突、儿童期切牙骨区受损等患者，应注意切牙、尖牙的数目、位置、倾斜度及咬合关系的检查，对于上牙槽骨前方部分缺失、显著牙列异常的患者，应先在颌面外科或牙齿正畸科治疗，再行鼻部手术。

总之，提高识别异于正常鼻部美学亚单位结构的能力，有意识地培养精确分析、评价鼻 - 面部美学关系的思维体系，理解局部与整体的关系，才能获得更高的手术满意度。

第三节　鼻腔检查

鼻腔检查以鼻瓣区为界，在该区及其之前的鼻前庭部分，整形外科医生可以借助简单器械完成检查。视诊和触诊通常从前至后，依次检查前鼻孔、鼻前庭和鼻瓣区，如果需要触诊，可用棉签或探针进行。检查内容和操作如下：①首先嘱患者分别进行正常呼吸和用力呼吸，观察前鼻孔、鼻翼的形态变化（详见本章第四节）；②用拇指和示指向上推鼻尖和鼻小柱，并偏向一侧，检查鼻中隔软骨部下端的位置，此法可看到鼻中隔下端是否存在异常的脱位和突出（图 1-7）；③用两个钝头拉钩观察鼻前庭侧壁和内壁（图 1-41），细的棉签触诊可知鼻中隔底部、软骨部位置以及其与相应的鼻棘和切牙骨关系，而非采用前鼻镜检查，因其容易导致局部解剖结构形变，不适合观察鼻前庭

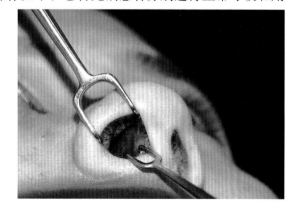

图 1-41　两个钝头拉钩检查鼻前庭

和鼻瓣区真实情况；④鼻瓣区检查首先不使用器械，然后用一或两个双齿拉钩检查，注意鼻翼不应抬起过高以免改变鼻瓣区形状和 / 或结构；⑤下鼻甲检查；⑥鼻瓣角角度检查。

　　鼻瓣区后部是固有鼻腔，一些鼻科症状需要使用鼻镜，或在表面麻醉情况下，应用鼻内镜进行检查，建议前往耳鼻喉科检查、诊断及治疗。例如，长期持续性鼻塞、流涕（慢性鼻炎、鼻窦炎），通气障碍（鼻中隔偏曲、药物性鼻炎、鼻腔新生物），嗅觉减退（过敏性鼻炎、鼻腔新生物），鼻腔异味（真菌性鼻窦炎），鼻痒、发作性喷嚏（过敏性鼻炎）及头痛（鼻中隔偏曲、鼻窦炎）等。

第四节　鼻部功能性检查

一、鼻通气功能检查

　　鼻部通气功能检查的目的是判断鼻通气程度、鼻气道狭窄部位、鼻气道有效横截面积等情况，以明确病情、确定治疗方案。可以通过简单的观察测试，也可以用复杂的定量实验，如鼻测压法、鼻声反射测量法来测量和检查。

（一）呼吸观察测试

　　鼻呼吸观察测试无需特殊设备，不费时间，可作为鼻常规检查的一部分（图 1-42）。但不能定量，结果不能记录。

具体方法是：患者经鼻平静呼吸时，检查者倾听患者吸气和呼气的声音，同时观察鼻外侧壁的活动。之后，再分别用拇指指腹轻塞一侧鼻孔，检查对侧鼻孔平静和用力呼吸时情况。在用力吸气时，需仔细地观察鼻翼活动和鼻外侧壁内陷情况。所有吸气障碍的患者都可进行这一简便测试，这是确定鼻前端功能性狭窄的唯一办法。

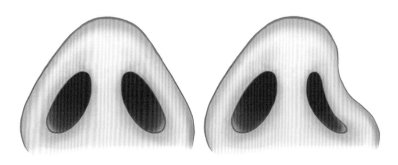

图 1-42　呼吸观察测试：正常呼吸和深呼吸时鼻翼和鼻孔的变化

（二）呼吸实验

1. 鼻瓣开放试验 /Cottle 试验（valve opening test/Cottle test）　测试者用拇指将梨状孔上缘上部的皮肤向外上方轻推，使鼻瓣区变宽，再询问患者通气是否改变（图 1-43）。该方法可确定鼻瓣区是否有问题存在。大多数鼻瓣区狭窄的患者，用此方法可以改善通气。

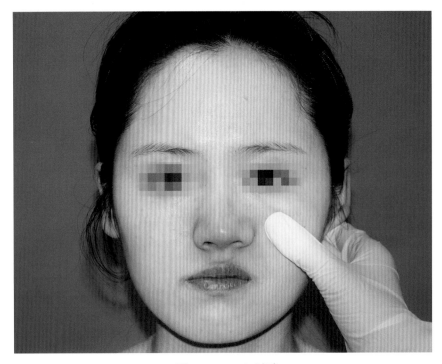

图 1-43　Cottle 试验

2. 棉球试验（cotton-ball test）　通过人为增宽鼻瓣角角度的实验方式：测试者用枪状镊将一个小棉球放在鼻瓣角处后，询问患者鼻瓣区变宽后的通气效果（图 1-44）。若棉球试验结果是阳性，则通过使用撑开移植物、鼻瓣区相关结构调整的手术方式，可能会改善鼻通气。

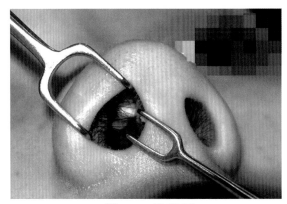

图 1-44　棉球试验

（三）鼻定量通气功能检查

1. 鼻测压法（rhinomanometer）　一项标准化且普遍应用的技术。是应用鼻测压计测定呼气相和吸气相时气流在鼻腔阻力的操作。鼻阻力是经鼻压力和鼻气流之间的比值，在客观评价鼻腔阻塞性疾病的严重程度中具有重要意义，如手术前后的鼻通气功能改变。

2. 鼻声反射测量法（acoustic rhinometry）　是一种通过声反射测量鼻腔容积及横截面积的无创、省时技术，也被普遍应用。该方法可以客观地判断鼻阻塞的原因是来自于结构因素，还是黏膜因素，或者两者兼有。有助于了解鼻瓣区狭窄部位、鼻甲肥大部位、鼻中隔偏曲位置及特征，评估阻塞的严重程度和手术前后的效果对比。

二、鼻嗅觉功能检查

嗅觉功能检查有主观和客观之分。对于鼻整形手术，主观感觉的检测类试验缺乏准确性，仅用于筛查，而客观、灵敏的检查方法在临床工作中则更具有实用意义。

嗅觉诱发电位（olfactory evoked potentials，OEP）是目前最为大家接受的客观检测方式，是通过气味或电脉冲对嗅黏膜刺激后，经计算机叠加技术在头皮特定位置记录到的电位。通过记录结果进行分析，起到检测、诊断的作用。

第五节　鼻及颅面影像学检查

一、X 线普通检查

X 线检查对鼻骨骨折，以及眶底、眶缘、颧弓骨折是否损伤到鼻锥的诊断有一定帮助。但 X 线平片是 X 线穿透路径上各层组织结构投影相互叠加的影像，致使一些骨折不能在图像上得到充分显示。如需更准确、详细的资料，则应行 CT 扫描。另外，X 线检查可用于筛查鼻窦病变，但病变范围和程度的判定不如 CT 扫描准确。

二、CT 扫描

CT 扫描是最为常用的鼻部影像学检查技术手段，能显著提高鼻部病变的诊断和治疗水平。其扫描方式采用轴位扫描，并进行冠状位和矢状位重建（图 1-45）。通常应用前两种方式，以及颅面的三维重建（图 1-46），以便客观全面地分析并诊断鼻 - 鼻窦及邻近部位等处解剖影像及其变异、病变范围、外伤损伤程度等，为手术方案的制订提供指导和依据。与鼻整形术相关的 CT 检查，主要涉及如下方面：①骨性、软骨性鼻锥及鼻中隔的损伤、畸形；②鼻背、鼻下端移植物的并发症；③鼻中隔穿孔修补手术前，明确位置、范围等，指导设计方案（矢状位）；④鼻甲异常等。

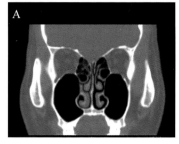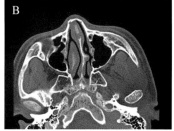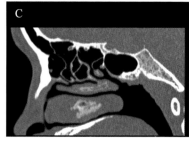

图 1-45　鼻部 CT 扫描图像的三种体位

A. 冠状位；B. 轴位；C. 矢状位

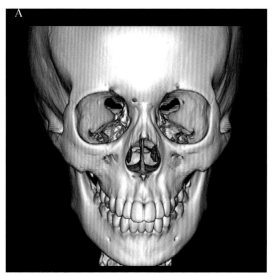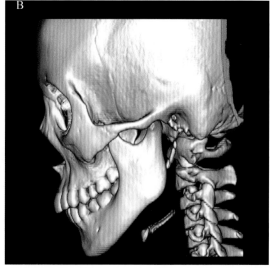

图 1-46　鼻部及颅面骨骼的三维成像效果

A. 正位观；B. 侧位观

第2章
常用自体移植物获取及其并发症预防、处理

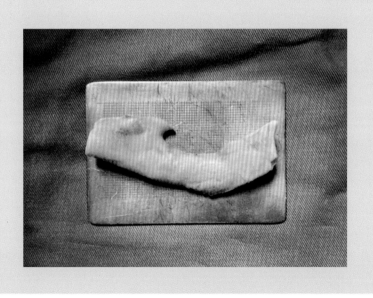

　　东亚人鼻整形术中，自体移植物的应用具有不可替代的优势和地位，而自体移植物的获取则是其应用的关键起始步骤。安全、高效的获取适合鼻整形术的自体移植材料，不仅可以节省手术时间，还能保障鼻整形手术的顺利完成，同时，也能使术者保持良好情绪。本章将详细阐述国人鼻整形手术中常用自体移植物——耳软骨、耳后筋膜及肋软骨的获取方法（鼻中隔软骨切取详见第4章第三节）及其并发症的术中预防、术后处理。

第一节　耳软骨获取及其并发症预防、处理

耳软骨是鼻整形术中常用自体移植材料，其切取的难度相对较低，不易引起手术医生足够的重视。但是，术后相关并发症却时有发生，涉及的因素也较多。因此，本节将详细阐述耳软骨切取的相关知识，以尽可能杜绝因耳软骨切取所致的并发症。

一、耳郭的应用解剖

（一）耳郭的组成及支撑结构

耳郭形似贝壳或漏斗，由外向内主要由前外侧面皮肤软组织、耳软骨和后内侧面皮肤软组织等三层结构组成，借助韧带、肌肉、软骨和皮肤附着于头颅侧面，左右对称，一般与头颅约形成 30° 夹角。耳郭前外侧面皮肤较薄，皮下组织少，与软骨膜紧密粘连，术中分离该层时，注意手术分离面，避免层次过浅，引起术后瘢痕增生、皮肤破溃等并发症；后内侧面的皮肤较前侧更厚，与软骨间有少量较松的皮下组织相隔，因此移动性较大；两侧面皮肤中间是由黄色弹性纤维软骨板组成、薄且具有弹性的软骨支架，其前侧面不平，形状与耳郭外形相似，后侧面较平整，但稍膨隆，仅耳垂处无软骨分布。

耳轮为耳郭软骨外侧的卷曲状游离缘，其中，上 1/3 处稍突起的小结节为耳轮结节（达尔文结节），耳轮向前终止于耳轮脚，耳轮脚几乎呈水平方向位于外耳道口上方；耳轮前方有一与其大致平行的弧形隆起，称为对耳轮，对耳轮逐渐向上、向前分成两叉，分别称为对耳轮上脚和下脚，两脚之间的凹陷称三角窝，耳轮与对耳轮之间的长沟，称为耳舟；对耳轮前方较大的凹陷部称耳甲，耳甲被耳轮脚分为上、下两部分，上部分称耳甲艇，下部分称耳甲腔；耳甲腔前面为外耳道开口，其前外方有一小三角形突起称耳屏，在对耳轮的前下端，与耳屏相对处有一隆起称对耳屏，耳屏与对耳屏间的凹陷称耳屏间切迹；耳垂位于耳郭的最下端，仅有皮肤及皮下脂肪组织构成（图 2-1）。

对耳轮及其上下脚、耳轮是维系耳郭形态并确保耳郭张力的最重要结构。无论外伤、手术或感染等因素，一旦破坏对耳轮、耳轮软骨的结构完整性和连续性，则会出现耳郭的结构性形态改变。因此，耳软骨可切取而又不影响耳郭形态的区域是耳甲艇、耳甲腔以及两者之间的耳轮脚（图 2-2）。可以整体切除，也可将耳甲艇、耳甲腔分开切取。

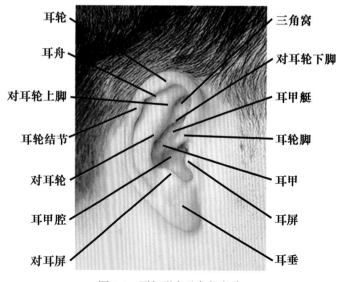

耳轮	三角窝
耳舟	对耳轮下脚
对耳轮上脚	耳甲艇
耳轮结节	耳轮脚
对耳轮	耳甲
耳甲腔	耳屏
对耳屏	耳垂

图 2-1　耳郭形态及各部名称　　　　　　图 2-2　耳软骨安全切取范围

（二）耳郭的血供

1. 动脉　耳郭的动脉血液供应十分丰富，一般源自于颈外动脉发出的颞浅动脉、耳后动脉和枕动脉分支所构成的复杂动脉网。

（1）耳前区：由颞浅动脉分出 3～4 个耳前支供给耳郭前区和部分外耳道。

（2）耳后区：耳后动脉沿耳郭根部深面上行，发出数个耳后支分布于耳郭后内侧面（图 2-3），其中，尚有数条分支，分别穿过耳轮、三角窝和耳甲艇等处的软骨至耳郭的前外侧面。此外，枕动脉也常发出分支分布于耳郭后内侧面。

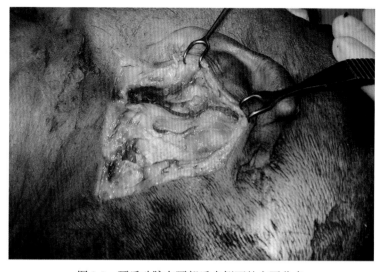

图 2-3　耳后动脉在耳郭后内侧面的主要分支

2．**静脉**　耳郭的静脉较细小，位于动脉的浅面。耳前区的静脉在三角窝等处形成静脉网，最后汇集成数条耳前静脉，注入颞浅静脉；耳郭后内侧面的静脉，则汇成 3 ~ 5 条耳后支，注入耳后静脉。

（三）神经支配

耳郭的神经分布非常丰富，而且复杂，主要由耳大神经、耳颞神经、面神经和迷走神经等在耳甲艇、耳甲腔和三角窝等处形成稠密的多种感觉神经末梢网，使得有些耳郭区域受双重神经支配。

来自颈丛的耳大神经为耳郭的主要感觉神经，通常从胸锁乳突肌后缘中点穿入皮下浅层，沿颈侧方上行，于耳垂水平高度发出耳前支和耳后支，耳前支行走于耳郭前外侧面；耳后支则分布于耳郭后内侧面中部的皮肤（图 2-4）。耳颞神经来自于三叉神经的下颌支，它发出 3 ~ 4 支分支，分布于耳郭前外侧面上部分皮肤，耳郭后内侧面上部分的皮肤则由枕小神经的分支分布。面神经的耳支和迷走神经的耳支亦分布于耳甲和三角窝等处。

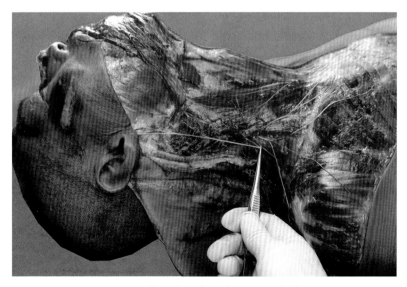

图 2-4　耳郭的主要感觉神经——耳大神经

二、术前常规检查及特殊准备

（一）术前常规检查

耳郭术区常规检查包括：检查耳郭术区是否存在疖、急性中耳炎、红肿等感染症状；观察耳郭是否存在外伤性、先天性畸形；观察耳郭内耳甲的尺寸，判断是否能为手术提供足够的软骨量；触诊耳甲软骨的硬度、弹性等特征。

（二）耳甲区域支撑模型制作

术前，可用口腔科做牙齿模型的材料（如3M硅橡胶印模材料等）填充于耳甲内，按其原有形态制作术后支撑耳甲的模型，待置入材料干燥后，即可取出，备用（图2-5）。该模型材质柔软，重量轻，且不易从耳甲内脱落，可在术后起到耳甲填充、固定和支撑作用。一般在切口愈合后，连续佩戴3个月，以避免术后耳甲变形。

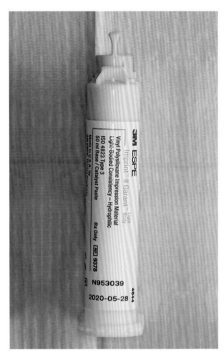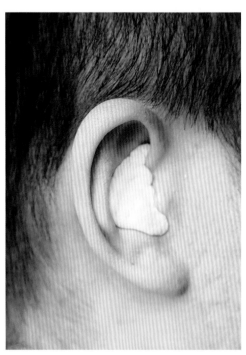

图 2-5　常用填充材料及耳甲模型外观

三、切口分类及特点

因个人习惯的不同，获取耳软骨的切口入路有多种选择，大致可分为耳前切口和耳后切口两类。前者包括对耳轮内侧切口和对耳屏内侧切口；后者包括对耳轮后切口和颅耳沟切口（图2-6）。这些切口均各有优、缺点。其中，耳后入路的颅耳沟切口，因术前消毒困难，手术损伤较大，操作不便，包扎困难和术后易出现瘢痕疙瘩等缺点，应该予以淘汰。

耳前入路的优点主要体现在：①不必将耳郭翻向前方，手术分离和缝合切口较为方便；②可以准确地判断、确定切取软骨的范围；③术后观察、换药、拆线等都很直观。缺点：①术后的切口瘢痕易暴露（虽然这个瘢痕并不明显）；②切取软骨的量稍小于耳后入路；③手术的分离过程几乎都是盲视操作。

相比耳前入路，耳后入路的操作过程可能更为烦琐。例如，术者在确定切取软骨范围时要先进行标定，缝合及拆线较耳前入路不便等。其优点为：耳后入路的分离基本完全在直视下进行，软骨切取的范围也大于耳前入路法，并且切口瘢痕更为隐蔽。所以，尽管后入路弊端较多，但仍有较多医生偏好于这种术式。

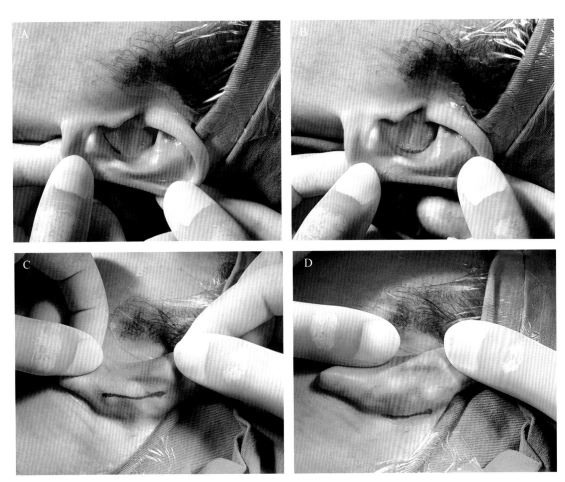

图 2-6　耳甲腔软骨切取常用切口

A. 对耳屏内侧切口　B. 对耳轮内侧切口　C. 对耳轮后切口　D. 颅耳沟切口

四、手术操作

患者取平卧位，头向一侧偏斜，除面部术区常规消毒外，亦需对耳郭及其周围进行全面消毒。耳郭前、后毛发区应用无菌贴膜封闭，并在外耳道外口处使用消毒棉球填塞，以减少感染发生的概率（图 2-7）。

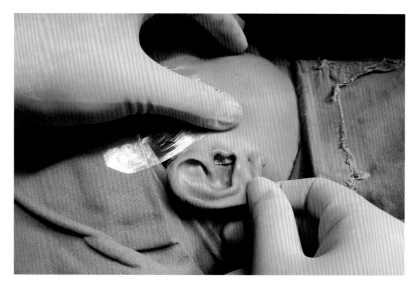

图 2-7　耳郭术区无菌透明敷贴封闭毛发，碘伏棉球耳孔填塞

（一）耳前入路——对耳轮内侧切口（附视频¹）

1. 切口标记　应用亚甲蓝在对耳轮内侧缘 2mm 处设计长 2 ~ 3cm 的切口，以避免外耳郭形态遭受破坏，并在一定程度上能够使切口瘢痕隐藏（图 2-8A）。

2. 局部浸润麻醉　应用 1% 或 2% 的利多卡因液（含 1 : 200 000 肾上腺素），分别在耳郭手术区域的前、后两面皮下层进行局部浸润麻醉，至手术分离区域皮肤隆起、发白为止，以便于耳软骨骨膜与被覆皮肤软组织分离（图 2-8B、C）。

3. 手术过程

（1）沿设计线切开耳前皮肤至软骨膜上层（图 2-8D）。

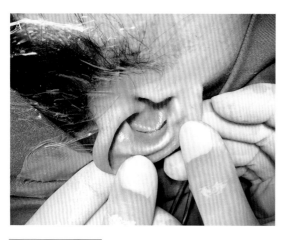
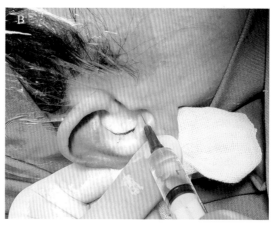

1　打开微信扫一扫封底二维码观看视频

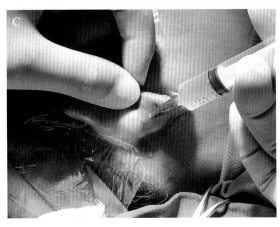
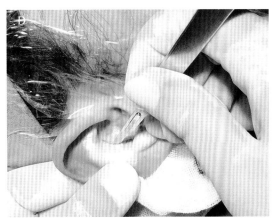

图 2-8　耳前入路对耳轮内侧切口手术（1）

A. 对耳轮内侧缘 2mm 处设计长 2~3cm 的切口；B~C. 耳甲的前、后两面分别行局部浸润麻醉，使得切取范围内皮肤隆起、发白；D. 装有 15 号刀片的手术刀切开皮肤至软骨膜上层

（2）用锐利的剪刀分离切口内缘皮肤与软骨膜之间的粘连，双齿拉钩拉开耳前皮肤，应用组织剪沿软骨膜上层继续分离，达到稍超出所需软骨大小的范围（图 2-9A、B）。

（3）手术刀在皮肤切口内侧 2mm 的位置，以平行于皮肤切口线的弧度切透软骨，将耳郭稍向后牵拉，并用手指顶住耳甲软骨向前，暴露软骨后间隙，组织剪插入耳后进行钝性分离，至所需切取软骨大小的范围（图 2-9C、D）。

（4）Adson-Brown 镊（软骨镊）夹持软骨，应用锐利剪刀切取软骨，创面彻底止血，检查并修剪软骨切缘，避免出现棱角状切缘或碎粒软骨，应用 6-0 的尼龙线间断缝合切口（图 2-10）。

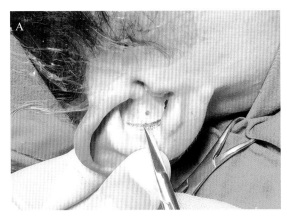
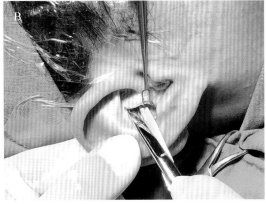

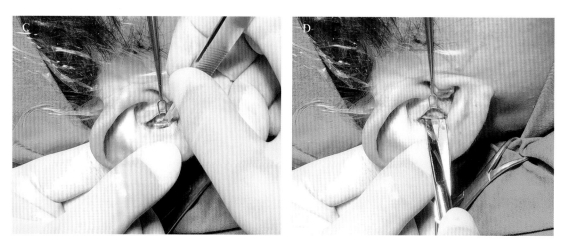

图 2-9　耳前入路对耳轮内侧切口手术（2）

A. 用尖端锐利的组织剪分离切口内缘皮肤与软骨膜之间的粘连；B. 双齿拉钩拉开耳前皮肤，应用组织剪沿软骨膜上层继续分离，达到稍超出所需软骨大小的范围；C. 手术刀切透软骨；D. 应用组织剪插入耳后软骨膜表面进行分离，至所需切取软骨大小的范围

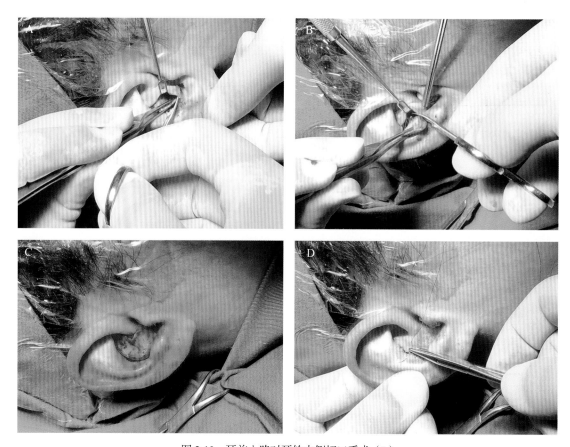

图 2-10　耳前入路对耳轮内侧切口手术（3）

A～D. 用锐利的组织剪切取分离区域内的软骨，创面彻底止血后，6-0 尼龙线间断缝合切口

（5）切口关闭后，应用3-0尼龙线在耳郭上、下两处进行耳郭的贯穿缝合（进针点应跨过切口和软骨的切取范围），并将碘伏棉球填充耳甲腔、耳甲艇内，以及耳后预留的缝合线圈中，助手压迫耳前、耳后填塞区，术者拉紧缝合线打结（图2-11）。这类方法不但对耳郭进行压迫、包扎，防止血肿和血清肿的出现，同时也在术后早期对耳郭提供必要的支撑，对术后耳郭外形维持起到一定的作用。

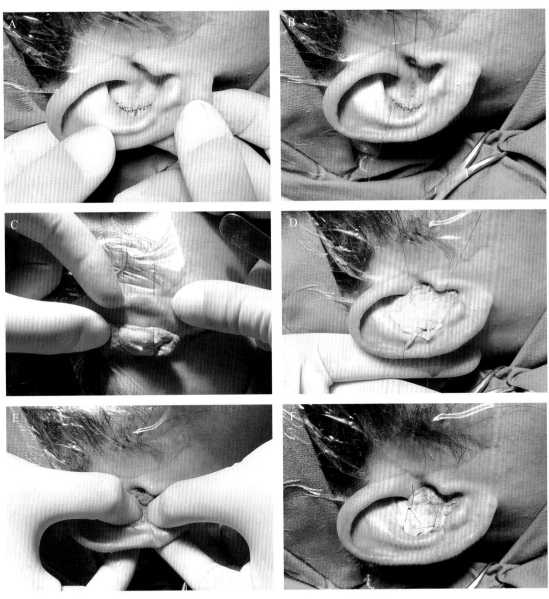

图 2-11　耳前入路对耳轮内侧切口手术（4）

A. 闭合后的切口；B. 3-0尼龙线在耳郭上、下方行贯穿缝合，进针点应跨过切口和软骨的切取范围；C. 用浸有碘伏液的棉花卷穿入耳后线圈中；D. 用浸有碘伏液的棉片填于耳甲内；E. 助手压迫耳前、耳后填充的棉球，术者轻轻拉紧打结；F. 耳甲包扎完毕

4. 术后处理　保持术区清洁干燥，外包扎固定牢靠，避免压迫耳郭术区。术后5～7天，拆除敷料和缝线，如无切口异常，即可佩戴术前制作的耳甲模型。

（二）耳前入路——对耳屏内侧切口

当耳软骨需要量较少时，如仅需鼻尖盾形移植和帽状移植，可在对耳屏内侧2mm处设计长1.5～2cm的对耳屏内侧切口，此切口的优缺点与耳前入路相同，但瘢痕更为隐蔽。具体手术操作与对耳轮内侧切口的耳前入路完全相同。

（三）耳后入路——对耳轮后切口

在对耳轮相对应的耳后部位设计弧形切口，长3～4cm，消毒和麻醉操作与耳前入路相同。将耳郭向前翻卷，沿设计线切开至软骨膜上层，并在该层分离耳后皮肤软组织，达到预定范围后，用亚甲蓝标记对耳轮内侧位置的切口线，沿标记将软骨切开，分离耳前皮肤软组织，切取软骨（以新鲜尸体标本为例，图2-12～图2-14）。剩余处理方式与前入路相同。

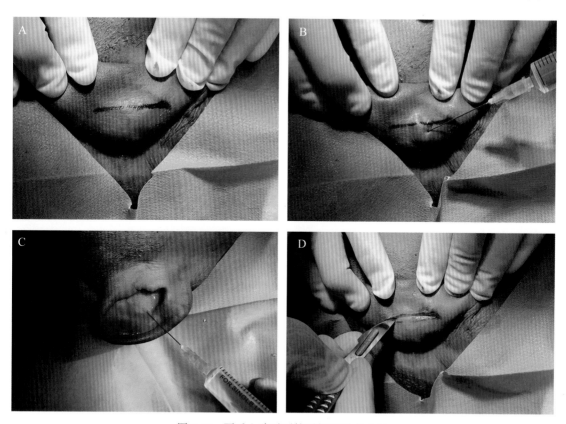

图2-12　耳后入路对耳轮后切口手术（1）

A. 对耳轮后侧标记的切口线；B～C. 耳甲的前、后两面分别行局部浸润麻醉，使得切取范围内皮肤鼓起、发白；D. 沿切口线切开皮肤，此过程中会显露耳后血管，需彻底止血

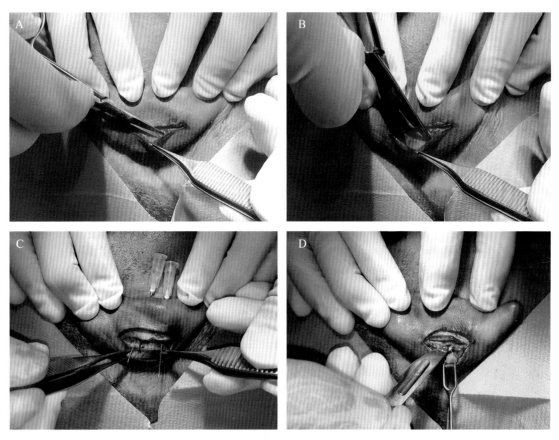

图 2-13　耳后入路对耳轮后切口手术（2）

A. 用锐利的剪刀分离切口内缘皮肤与软骨膜之间的粘连；B. 应用组织剪沿软骨膜上层继续分离，达到稍超出所需软骨大小的范围；C. 用 5 号针头在对耳轮内侧 3mm 处刺透软骨，沿针头穿出的位置标记软骨切开线；D. 沿切口标记切开软骨至耳甲前侧皮下组织

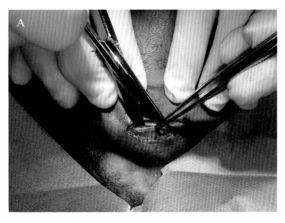

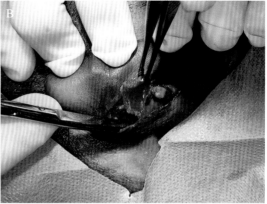

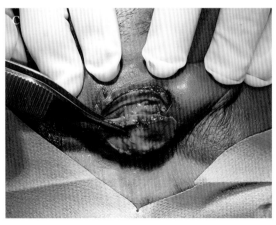
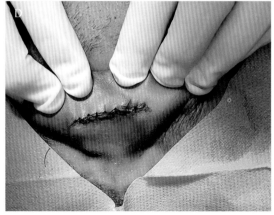

图 2-14　耳后入路对耳轮后切口手术（3）

A. 应用组织剪插入耳前软骨膜表面进行分离，至所需切取软骨大小的范围；B. 切取耳甲软骨，创面再次止血；C. 切取软骨及其所在位置的比较；D. 应用 6-0 尼龙线行垂直褥式法缝合切口，并在其间行间断缝合，共同防止皮缘内翻

（四）耳郭复合组织的切取

耳郭复合组织是一种临床常用的复合组织移植物，可用于修复鼻尖及鼻翼缺损、鼻前庭狭窄、内鼻瓣塌陷和鼻翼缘退缩等症状。

耳郭复合组织供区常选择耳甲艇部位，瘢痕较为隐蔽，切口通常设计为梭形，便于缝合（图 2-15）。术前，牵拉耳轮脚和对耳轮完整暴露其间的耳甲艇形态和范围，并根据手术需要标记所需的移植物形状及切取范围。如果移植区域需要形状偏直的软骨（如鼻翼缘），一般可以选择耳甲艇的中心部位切取；如果需要弯曲形状（如鼻前庭），则切取位置可靠上方。

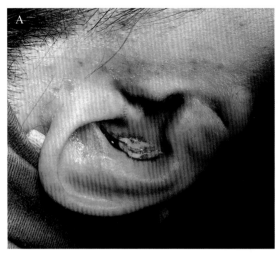
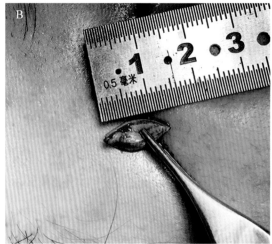

图 2-15　耳甲艇复合组织切取

局部麻醉时，耳郭前侧面应注射于切口缘周边（减少耳前皮肤与软骨的分离概率），后侧面注射可在切取软骨表面。全身麻醉时，局部不用注射麻醉液或含肾上腺素的肿胀液。操作时，需确定皮肤和软骨的比例。当需要软骨的比例较大时，需要小心地仅对切口上、下缘皮肤软组织层切开（或一侧切开皮肤软组织层，另一侧切开皮肤并切透软骨），然后，沿软骨膜表面向四周分离至所需软骨大小后，全层切开软骨并于软骨后侧分离，从而整体切取复合组织；当软骨与皮肤需求比例基本相同时，手术刀稍偏向外侧倾斜，沿切口线切开至软骨后方，分离去除复合组织。最后，在耳软骨表面分离切缘两侧的皮肤软组织，应用 5-0 普理灵线水平褥式缝合，若创面无法直接缝合，需应用耳后皮肤进行全厚皮植皮。在整个手术过程中，需警惕避免皮肤软组织与耳软骨分离。

若复合组织需要量较大时，可同时切取耳甲艇和耳甲腔的复合组织（图 2-16）或耳甲艇联合部分耳甲腔复合组织两种方式。后者常需对供区进行植皮修复。联合耳甲艇、耳甲腔的复合组织多用于修复鼻前庭狭窄或内鼻瓣塌陷，并同时矫正鼻翼缘退缩等。

耳郭复合组织的切取，还可以选择耳软骨携带耳后皮肤或耳郭全层。前者一般采取耳后切口，以耳甲腔作为供区，遗留的创面在游离周围组织后拉拢缝合或者转移局部皮瓣修复，此类复合组织多用于修复鼻翼表面、鼻尖和鼻小柱缺损。在切取耳郭全层组织时，多使

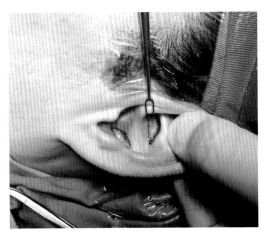

图 2-16 耳甲艇和耳甲腔的复合组织切口示意图

用耳轮缘作为供区，但大小（宽度）一般不超过 1.5cm，除保证移植物的血运外，供区还可直接拉拢缝合，多用于鼻翼的全层缺损。

五、常见并发症预防及术后处理

耳郭手术最常见的术后并发症是积血（液）和感染。由于耳郭前侧的皮肤和软骨粘连较后侧紧密，皮下组织少，该部位如果积血（液）则极难吸收，并且容易感染，导致局部肿胀压迫感觉神经而引起剧痛。因此，术中要彻底止血，术后保持压迫填塞牢靠，防止因积血所致的感染、皮肤坏死及形状改变发生。其中，尤以耳前、耳后尼龙线贯穿缝合包扎是最重要预防措施。其优点在于：①可以减少积血、积液发生的可能，便于引流和创伤愈合；②包扎简化有效，碘伏棉球的局部应用还可进一步减少感染的概率；③能在术后早期起到耳郭外形支撑的作用。

其次，需警惕术后耳软骨炎的发生，避免因其所致进行性软骨坏死、耳郭变形等严重并发症。术中应注意减少不必要的过度分离，注重无菌操作，术后避免压迫力量过大和时间过长，给予抗生素治疗及增强自身抵抗力等预防措施。治疗措施主要是局部换药、清创处理，抗炎、抗病毒等对症处理以及耳甲腔支撑等。

此外，少数患者术后会出现耳郭术区疼痛，以及对温度敏感。前者多数是切除的软骨残端不光滑，引起的刺激性疼痛，有时甚至会比鼻部手术的疼痛更明显；后者的敏感感觉可能是手术分离层面不正确、操作粗暴所致神经末梢受损，少数患者的此类症状可能会持续1年，术前应向患者说明，避免不必要的纠纷。

第二节　耳后筋膜获取及其并发症预防、处理

鼻整形中，可作为移植物使用的软组织包括筋膜、肋软骨膜和真皮组织等。在移植物具体的选择上，因肋软骨膜厚度较薄、真皮组织吸收率不可控和回缩变形、颞浅筋膜较大的副损伤和术后并发症等原因，使得耳后筋膜逐渐成为临床中最为常用的软组织移植材料。

一、耳后区域应用解剖

（一）耳后区组织层次

耳后区域的组织层次由浅至深（图2-17）依次为：①皮肤；②皮下浅筋膜层，内含有真皮下血管网和神经网；③筋膜肌肉层，耳后动脉的分支即走行在筋膜肌肉层的深面，发出分支形成皮下和真皮下血管网；④筋膜下疏松结缔组织；⑤颅骨外膜；⑥颅骨。

发际线后部的筋膜层厚度较其前方厚。所以，若需厚度较厚的耳后筋膜，切口设计可选择耳后发际线稍后侧，并以切口后方筋膜为主，同时，还便于隐藏切口瘢痕。在皮下浅筋膜层深面、骨膜浅面这两层组织结合较为疏松，易于分离，同时，也是耳后筋膜分离、切取的层次。

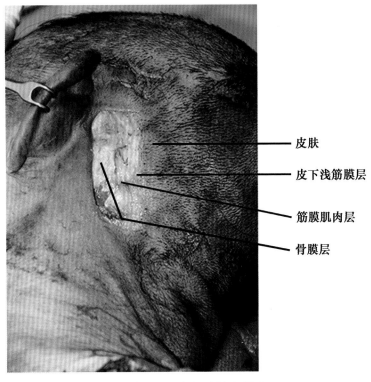

皮肤

皮下浅筋膜层

筋膜肌肉层

骨膜层

图 2-17　耳后区域组织层次

（二）血供与神经支配

1. 血液供应　耳后动脉在二腹肌后腹上方从颈外动脉后壁发出后（少数于二腹肌后腹深面自枕动脉发出），在腮腺内沿茎突舌骨肌上缘后上行走，沿途会向邻近器官发出相应分支，其中在其行至乳突与外耳道软骨之间的沟内时，发出耳区主要的分支——乳突支和耳支。

耳后随意筋膜瓣的血供即恒定来源于耳后动脉的乳突区分支，该支是耳后动脉的终支之一，经胸锁乳突肌止点的表面，分布于耳后、乳突的筋膜和皮肤，其分支与枕动脉和颞浅动脉分支有吻合，若该支缺失，则通常由枕动脉分支代偿。因此，耳后筋膜切取时，血管吻合支破损常较多，需彻底止血。

2. 神经支配　耳后筋膜切取的区域主要涉及枕小神经。枕小神经由第 2 颈神经前支通过颈浅丛分出绕过胸锁乳突肌后缘上行，主要分布在耳后乳突区上、下方及耳郭后内侧面上部分皮肤（图 2-18）。

43

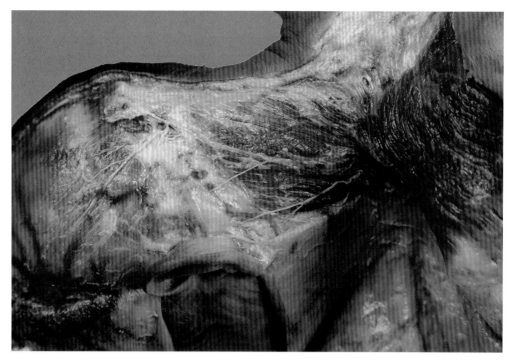

图 2-18　耳后区域主要感觉神经

二、术前检查

耳后皮肤软组织基本检查包括：耳后术区是否存在疖、痈、红肿等感染表现；判断耳后筋膜的厚度和组织量；观察耳后术区是否存在瘢痕；触诊耳后术区是否有异常增大的淋巴结及压痛等。

三、应用范围及特点

耳后筋膜组织在鼻整形中，常用于以下情况：①鼻部支架条件良好时，需要不同面积的筋膜作为鼻根、鼻背、鼻尖的置入填充材料使用；②鼻部皮肤软组织厚度薄弱的情况下，可在鼻部移植物的上方覆盖筋膜组织，改善单纯移植物置入的外观，增加鼻部的圆润感，减少术后显形的概率（图 2-19）；③用于矫正外鼻两侧轻微不对称、鼻背轻度偏斜等局部异常等。

耳后筋膜组织的特点：具有供区手术风险小、损伤小，组织厚度较颞区筋膜厚，吸收率及回缩率较低，且在外鼻受区内组织相容性较高等优点。

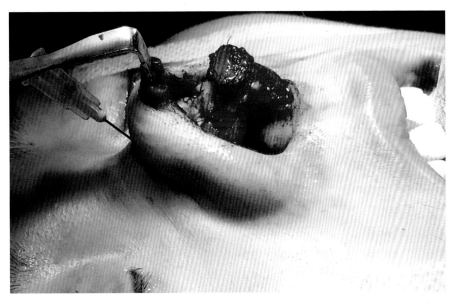

图 2-19　耳后筋膜在鼻尖的应用

四、手术操作（附视频[1]）

患者取平卧头偏斜位，除面部术区常规消毒外，对耳郭及其周围，尤其是乳突区后方发区进行全面消毒，耳郭前、乳突区后方毛发区应用无菌贴膜封闭（图2-20）。以耳后发际缘稍后侧做切口设计线，依据切取的组织量，设计具体切口长度，一般可选择在 1 ~ 4cm，可切取的面积约 2.0cm × 6.0cm（图 2-21A）。

1. 通常将肾上腺素盐水注射液（插管全麻时）或局麻药（含 1 : 20 万肾上腺素的 1% 利多卡因液）注入皮下浅筋膜深面附近，利于分离层面止血、肿胀分离（图 2-21B）。

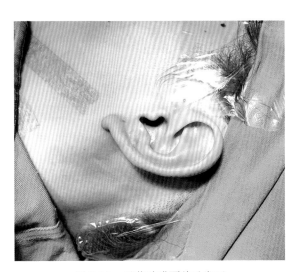

图 2-20　无菌贴膜覆盖毛发区

2. 沿切口设计线切开达皮下脂肪层的深面，前、后方向各置一双头拉钩拉开切缘，并根据需要转换提拉位置、方向和力度，应用组织剪紧贴脂肪层深面进行钝、锐结合分离，

1　打开微信扫一扫封底二维码观看视频

可分离的范围为 2.0cm×3.0cm～2.5cm×7.0cm（图 2-21C、D）。

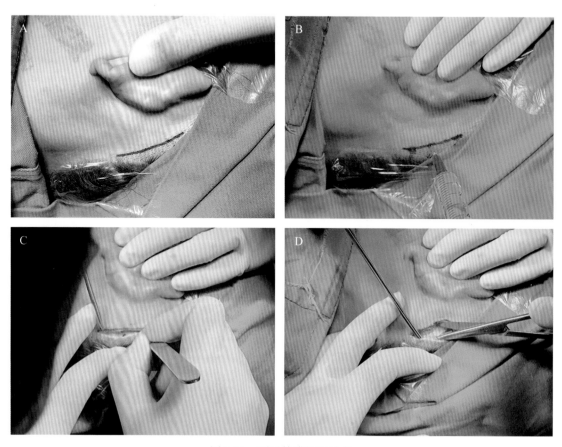

图 2-21 耳后筋膜切取手术

A. 切口设计线；B. 注射液注射于皮下浅筋膜深层；C. 手术刀切开皮肤，至皮下脂肪深面，注意保护毛囊；D. 筋膜表面钝锐结合分离

3. 确定需要的筋膜切取范围后（注意耳后筋膜有较强的收缩特点），应用电刀在其前缘切开适当的长度至骨膜层表面，组织剪自该切口深入骨膜层表面，进行钝、锐结合的分离，分离范围后至筋膜需求宽度，上、下范围则尽可能大（图 2-22A、B）。

4. 电刀在筋膜需求宽度的后缘切开，至已分离开的骨膜表面，组织剪自此处进入骨膜表面，在前、后方向贯通，并沿上、下方向扩展已分离的骨膜上腔隙（图 2-22C、D）。

5. 组织剪、电刀延长已切开的筋膜组织前、后缘至下端离断处，深度至骨膜或胸锁乳突肌肌膜表面，组织剪亦在该层次钝、锐结合分离至下端离断处，电刀切断需求筋膜的下端，掀起筋膜组织（图 2-23A～C）。

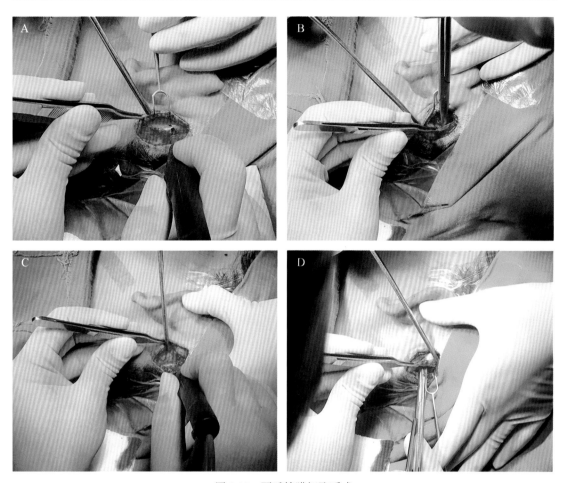

图 2-22　耳后筋膜切取手术

A. 筋膜组织前缘行电刀切开；B. 组织剪膜上分离；C. 后缘切开；D. 组织剪进入筋膜切口，贯通分离腔隙

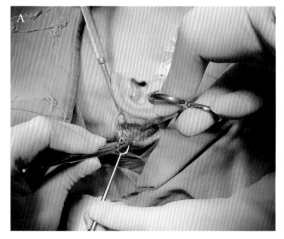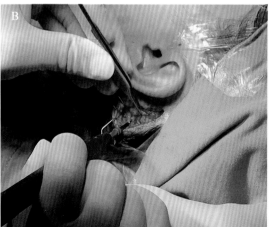

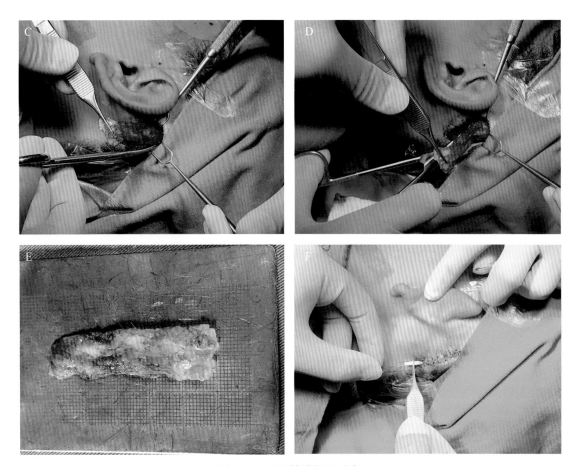

图 2-23　耳后筋膜切取手术

A~B. 向下方延长前、后缘切口，在骨膜上 / 胸锁乳突肌肌膜上分离至断开处，并用电刀切断；C~D. 组织剪向上方延长切口前后缘，并在深层分离面分离至上方断开处后，电刀切断筋膜上端组织；E. 取出耳后筋膜；F. 应用 3-0 尼龙线对切口行垂直褥式缝合和间断缝合，并预留引流条

6. 组织剪在深层分离面钝性分离至筋膜切取范围的上端，电刀延长切取筋膜的前、后缘切口，并离断其上端，完整取出耳后筋膜组织，湿盐水纱布包裹备用（图 2-23D、E）。

7. 创面彻底止血，预留橡胶引流条 1 根或负压引流管 1 根，应用 3-0 尼龙线垂直褥式和间断相结合的方式缝合切口，多层无菌敷料覆盖，术区发带加压包扎（绷带或弹性绷带压力不足，且易松脱）（图 2-23F）。

五、常见并发症预防及术后处理

（一）并发症预防

1. 术后血肿　是耳后筋膜切取最为常见的并发症。预防的措施为：①术中保证分离层次的正确，采用双极电凝器充分止血，必要时缝合线结扎血管；②分离范围避免接近颅耳沟，以免损伤耳后动脉主干，造成出血过多，甚至外耳郭供血障碍；③切取完成后，先行预缝合数针，多层无菌纱布压迫覆盖，待鼻部手术结束后，观察耳后术区是否存在活动性出血、积血等情况，如有，给予重新止血、缝合，放置引流，即刻加压包扎固定。

2. 神经损伤　耳后筋膜切取术的操作区域内最可能涉及的神经主要是枕小神经，但只要在规定的分离范围和正确的层次内操作，一般可以避免损伤该神经，即使损伤，也是神经的细小分支，无明显术后并发症。

（二）术后处理

因该术区血供丰富，术后渗血较多，术后护理的要点是保持术区的压迫包扎稳定、无移位。留置负压引流管的患者，则需注意引流管是否通畅，以及引流液的量和颜色。

术后第一天给予术区换药，重点观察是否存在活动性出血、皮下血肿等。如存在上述情况，可拆除 1~2 针缝合线，去除血肿，重新置入引流条，加压包扎。情况稳定后，可用无菌免缝胶带拉拢提前拆除缝线的伤口。如无异常，通常可拔出引流条或负压引流管。换药后，仍然维持术区压迫至术区拆线，以利于减少术区积液及切口愈合，减轻术区瘢痕。

第三节　肋软骨获取及其并发症预防、处理

对于东亚人来讲，选择肋软骨作为鼻整形手术的移植物材料，具有很大的技术优势，有时甚至是唯一选择。其切取技术的要求较之耳软骨、鼻中隔软骨更高，并发症也较为严重。本节将先通过新鲜尸体标本的胸廓解剖层次展现，阐述部分医生忽视或不熟悉的肋软骨常规切取区域的解剖层次、组织分布及特点，继而分析切取肋软骨的选择、定位和切口设计以及详细的手术操作细节，并分类列举并发症类型、术中预防及其术后处理，以期达到简化和程序化切取肋软骨的手术流程，使得年轻医生能够安全、高效地完成该操作。

一、肋软骨应用解剖

（一）胸壁解剖层次

胸壁解剖层次由表及里可分为：皮肤、皮下组织（浅筋膜）、深筋膜、胸廓外肌层、胸廓、肋间肌和胸内筋膜等。但是，并非胸壁的所有区域都是上述结构层次，如我们常规切取的第 6~8 肋软骨区，其解剖层次为：皮肤、皮下组织、深筋膜、胸廓外肌层（胸大肌、腹直肌等）、胸廓、肋间肌（肋间外膜和肋间内肌）、胸横肌和胸内筋膜等（图 2-24 ~ 图 2-26）。

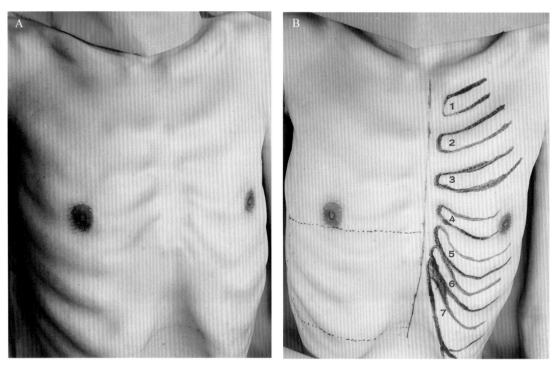

图 2-24　胸壁解剖层次（1）

胸壁皮肤层、肋软骨体表标记及右侧解剖范围

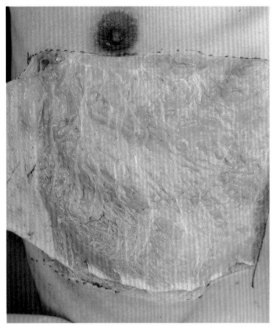
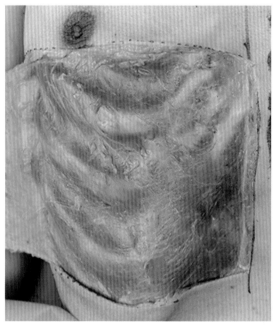

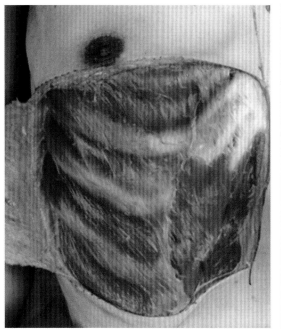
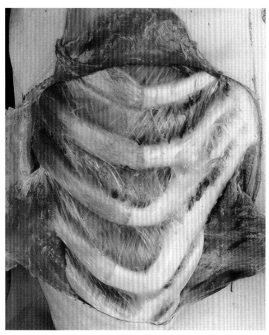

图 2-25 胸壁组织层次（2）

皮下组织层、胸廓外肌层（胸大肌、腹直肌等）、胸廓、肋间肌（肋间外膜和肋间内肌）

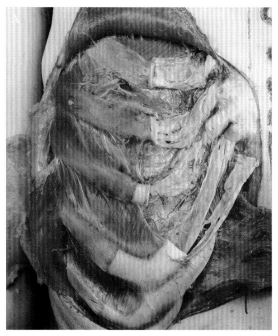
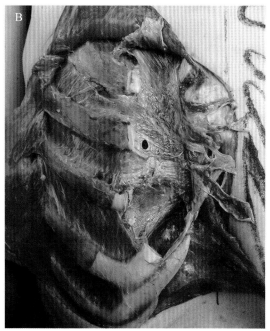

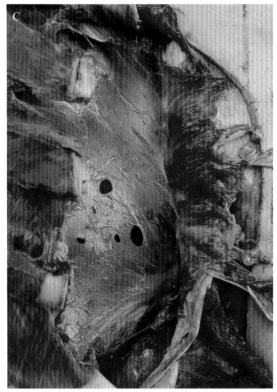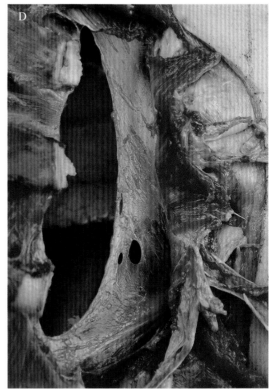

图 2-26　胸壁组织层次（3）

肋软骨背侧软骨膜、胸横肌和壁层胸膜

（二）壁胸膜反折线与肺的体表投影

胸腔的最表层结构是胸膜，分为脏胸膜和壁胸膜，两者之间围成封闭的胸膜腔，左、右各一，呈负压。脏胸膜被覆于肺的表面，与肺紧密结合，并伸入叶间裂内。脏胸膜在近纵隔的位置移行成壁胸膜，其贴附于胸内筋膜内面、膈上面、纵隔侧面，并突至颈根部。根据上述附着部位不同，将壁胸膜分为肋胸膜、膈胸膜、纵隔胸膜和胸膜顶等四部分，在各部相互移行反折的位置，被称为壁胸膜反折线，标志着胸膜腔的界限。其中，有重要临床实用意义的是胸膜前界和胸膜下界，前者是肋胸膜前缘与纵隔胸膜前缘移行的反折线，后者是肋胸膜与膈胸膜的移行反折线。

与整形手术中肋软骨切取密切相关的是胸膜下界，了解该部位的体表投影，对选择合适的肋软骨切取位置，避免或减少开放性气胸等并发症具有指导意义。胸膜下界右侧起自第 6 胸肋关节后方，左侧起自第 6 肋软骨中点处，两侧均向外下行，在锁骨中线与第 8 肋相交，在腋中线与第 10 肋相交，在肩胛线与第 11 肋相交，近后正中线处平第 12 胸椎棘突。右侧胸膜下界略高于左侧。

肺的前界几乎与胸膜前界一致，仅左肺前界在第 4 胸肋关节高度转向左，继而转向下，至第 6 肋软骨中点移行为下界。两肺下界体表投影相同，一般在相同部位较胸膜下界高出两个肋的距离。平静呼吸时，肺下界在锁骨中线、腋中线和肩胛线分别与第 6、8、10 肋相交（图 2-27）。

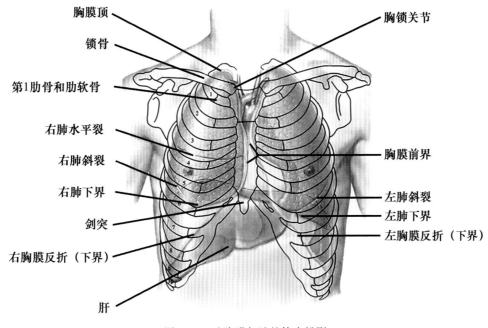

右侧标注（从上到下）：
胸膜顶
锁骨
第 1 肋骨和肋软骨
右肺水平裂
右肺斜裂
右肺下界
剑突
右胸膜反折（下界）
肝

左侧标注（从上到下）：
胸锁关节
胸膜前界
左肺斜裂
左肺下界
左胸膜反折（下界）

图 2-27　壁胸膜与肺的体表投影

（三）胸壁血供及神经支配

1. 胸壁血供

（1）肋间动、静脉（图 2-28，图 2-29）：又称肋间后动、静脉，除第 1、2 间动脉来自锁骨下动脉的分支肋颈干外，其余 9 对肋间动脉和 1 对肋下动脉均发自胸主动脉。各肋间动脉行于相应的肋间隙内，在肋间隙后部，行于胸内筋膜与肋间内膜之间；至肋角附近，穿行于肋间最内肌与肋间内肌之间贴肋沟前行，并分出一肋间侧副支，向前下走行，继而沿下位肋骨上缘前行；至腋前线以前则在相应肋骨下缘下方，肋间内肌与胸内筋膜之间走行；腋前线附近，肋间动脉外侧穿支与肋间神经的外侧皮支伴行分布。上 9 对肋间动脉及其侧副支的末端在肋间隙内与胸廓内动脉和肌膈动脉的肋间前支（又称肋间前动脉）相吻合。

各肋间静脉与同序数的肋间动脉伴行，位于动脉上方。肋间静脉向后汇入奇静脉、半奇静脉或副半奇静脉。

（2）胸廓内动、静脉（图 2-29，图 2-30）：发自锁骨下动脉第一段的下壁，沿胸骨侧缘外侧 1 ~ 2cm 处下行，经上 6 肋时，居于软骨和肋间内肌的深面，胸横肌和胸内筋膜的浅面，并在肋间隙处发出肋间前支和穿支，前者向外侧走行并与肋间动脉终末支及其侧副支末端相吻合；后者分布于胸前壁内侧浅结构。而下行至第 6 肋间隙处时，则分为腹壁上动脉和肌膈动脉两终支，前者下行进入腹直肌鞘；后者在第 7～9 肋软骨后方斜向外下方，分支至心包下部和膈。两条胸廓内静脉与同名动脉伴行，分支亦有同名动脉伴行。

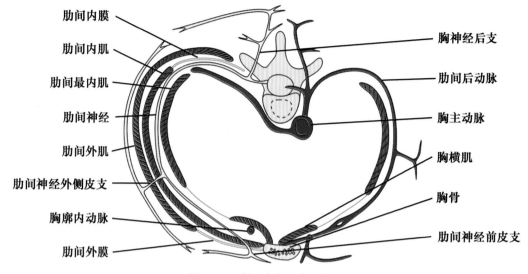

肋间内膜
肋间内肌
肋间最内肌
肋间神经
肋间外肌
肋间神经外侧皮支
胸廓内动脉
肋间外膜

胸神经后支
肋间后动脉
胸主动脉
胸横肌
胸骨
肋间神经前皮支

图 2-28　肋间动脉和肋间神经

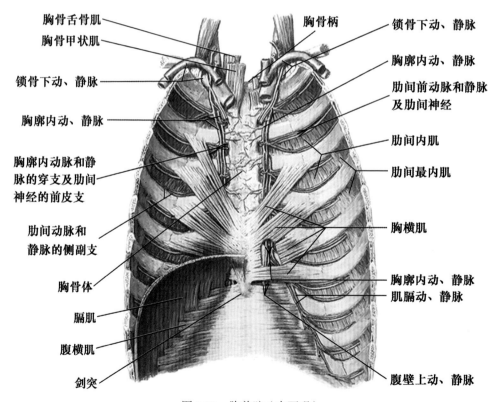

胸骨舌骨肌
胸骨甲状肌
锁骨下动、静脉
胸廓内动、静脉
胸廓内动脉和静脉的穿支及肋间神经的前皮支
肋间动脉和静脉的侧副支
胸骨体
膈肌
腹横肌
剑突

胸骨柄
锁骨下动、静脉
胸廓内动、静脉
肋间前动脉和静脉及间神经
肋间内肌
肋间最内肌
胸横肌
胸廓内动、静脉
肌膈动、静脉
腹壁上动、静脉

图 2-29　胸前壁（内面观）

2. 肋间神经（图 2-28，图 2-29）　由 11 对位于相应肋间隙内的肋间神经和位于第 12 肋下方的 1 对肋下神经组成，均为胸神经前支，与肋间动、静脉伴行。在肋间隙后部，即肋角的内侧，位于肋间隙中部，与肋间、静脉的排列次序不定。在肋角前位，位于肋间内肌和肋间最内肌之间，其排列关系自上而下为肋间静脉、肋间动脉和肋间神经。在腋前线附近分出外侧皮支穿至皮下，分布于胸外侧区和胸前区外侧部的皮肤。肋间神经末端在胸骨侧缘向前发出前皮支，分布于胸前区内侧部的皮肤。下 5 对肋间神经和肋下神经的前段离开肋间和肋下，向前下入腹壁，分布于腹肌的前内侧和腹壁皮肤，故在肋弓附近做手术时应注意保护这些神经。

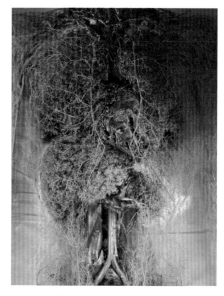

图 2-30　肋间动脉及胸廓内动脉（正面观）

二、术前影像学检查

肋软骨钙化一般与年龄相关，年龄越大，钙化概率越大。但临床上也常见低年龄患者出现钙化。因此，应用肋软骨作为鼻整形手术的植入材料时，可于术前常规拍摄肋骨 CT 及三维重建（图 2-31），以提供肋软骨是否钙化及钙化情况的直观依据，肋软骨的变异、形态及彼此联合的位置、数目，便于手术方案的制订，提高手术效率，减少创伤。

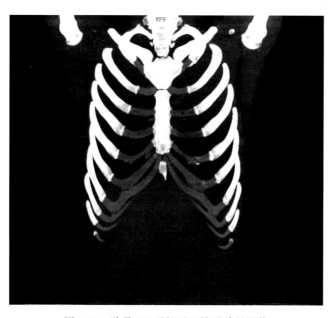

图 2-31　肋骨 CT 平扫后三维重建的影像

三、肋软骨选择、定位及切口设计

肋软骨的切取，通常选择胸廓右侧，除操作便利外，也可减少左侧切取时误伤心包的可能（虽然只是理论上的可能）。

（一）肋软骨的选择

作者经过文献回顾、国人新鲜尸体标本解剖和大量临床实践验证，认为选用第7肋软骨为最佳。其具有以下优点：①第7肋骨位于胸廓下部，壁胸膜反折线位置或其下方，横膈膜最厚部分的上方，有利于避免术中出现气胸等并发症；②胸廓内动脉在第6肋间隙分叉形成终末支，并且其分支中腹壁上动脉行向前下，肌膈动脉向后方的外下侧走行，发生血管损伤的概率较小；③第7肋软骨与第6、8、9肋软骨相连，利于追加上下方软骨，也便于最小的切口取出适合手术的足量肋软骨；④一般情况下，仅第7肋软骨的切取量即能够满足鼻整形的需求；⑤第7肋软骨形态较其余肋软骨直、厚，切取雕刻后可最大限度地减少内应力所致的软骨移植物变形，尤其在应用于鼻背的长段移植物时（图2-32）。

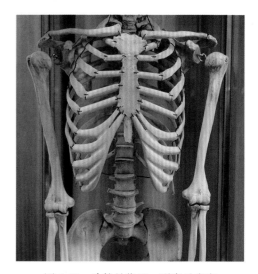

图 2-32　肋软骨位置、形态及走向

（二）肋软骨定位和切口设计

切口的设计与选取肋软骨的位置密切有关（图2-33）。在确定选取肋软骨的肋数后，通过触摸胸肋关节（胸骨角平对第2肋）向下计数，以明确切取肋软骨的位置及走向，在选取的肋软骨表面用标记笔进行标记，通常与皮纹平行。对于女性患者，手术切口亦可采用乳房下皱襞切口（假体隆胸患者应将切口适当靠下，分离时避免切口上方过度分离，并告知患者可能发生乳房假体破裂），以减少切口瘢痕的暴露概率，可于术前取坐位，标记下皱襞位置（尤其是偏内侧的皱襞）。

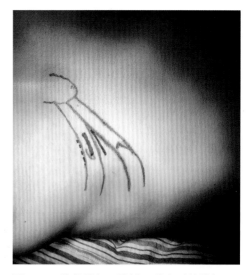

图 2-33　肋软骨切口设计：乳房下皱襞切口；肋软骨表面切口；第6肋与第7肋之间切口

根据手术需要，手术切口一般为 1.5 ~ 4cm 长，可获得 3 ~ 8cm 不等的软骨长度。手术所需软骨的量不但决定切口的长度，还决定软骨的切取方法：一般来说，一根足够长的肋软骨即可以满足手术需要，但如果软骨需要量大而患者肋软骨供量不足时，则需切取 1 根以上的肋软骨。

四、手术操作（附视频 [1]）

手术可以在神经阻滞和局部浸润麻醉或全麻下进行，以插管全麻为例。

（一）分离皮肤软组织

应用适量肾上腺素与 0.9% 氯化钠注射液的混合液（比例约 1:200 000）在切口皮下注射后，切开皮肤层。皮下浅脂肪层采用组织剪钝性分离技术，深层电刀切开至肌膜层（图 2-34）。

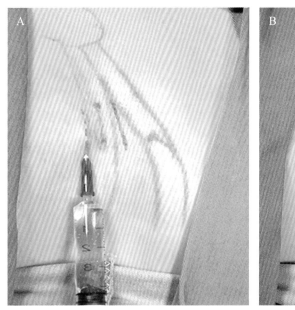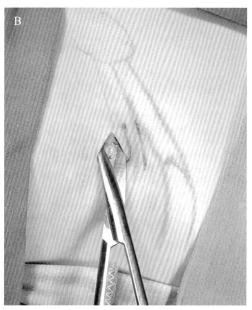

图 2-34　分离皮肤软组织

A. 切口注射 1:200 000 的肾上腺素盐水；B. 切开皮肤直达真皮下，组织剪钝性分开皮下脂肪层

（二）分离肌膜和肌肉层

在肌膜显露以后，小型拉钩拉开、扩大已分离层次，切取适量肌膜组织以备用，或电刀切开肌膜层，减少出血和获得良好的手术视野（图 2-35A、B）。通过再次触摸确定拟切取肋软骨的位置、形态及走向（图 2-35C），确保切开线的长轴直接位于肋软骨表面，以减少

1　打开微信扫一扫封底二维码观看视频

过多的分离损伤。按照肌肉走行方向钝性分开肌肉及其下方的网状层（损伤最小，减轻术后疼痛），即暴露其下方的肋软骨（图 2-35D）。

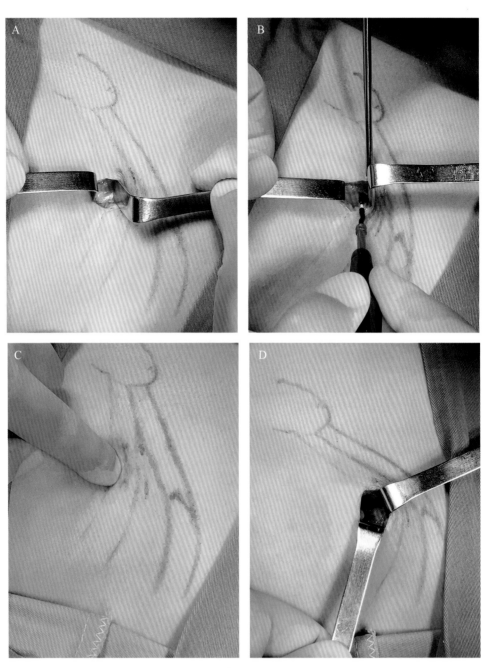

图 2-35　肋软骨的显露

A. 钝性分离，显露肌膜；B. 电刀切开肌膜，暴露腹直肌；C. 再次定位肋软骨，触摸并确定需切取的肋软骨位置、形态及走向；D. 在肋软骨膜表面钝性分开肌肉层，四周充分分离，拉钩斜向外上方牵拉，以减少其对皮肤的损伤。创口整体形成口小底大形态，既可减少切口瘢痕，又便于手术切取操作

（三）肋软骨的切取

判断暴露的肋软骨长度是否充足。在需切取较长的肋软骨时，要明确肋骨与肋软骨的交界位置，通常可通过两者的颜色辨别：肋骨透过骨膜显示为暗红色，而肋软骨则为白色（图 2-36）。为了进一步确认，可以通过针刺的方法检验：肋软骨可以轻易地被刺入，而肋骨则很难被刺入（注意勿刺入太深，防止气胸的发生）。

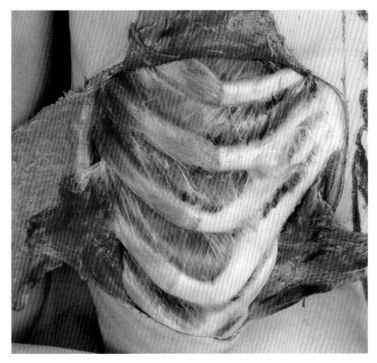

图 2-36　骨及软骨的颜色区分

在组织分离达到预切取软骨的长度后，应用电刀在其两端和上缘的软骨膜表面做 [形切口（图 2-37），用剥离子推拨开肋软骨表面的软骨膜，显露拟切取肋软骨的全长。接着，分别从肋软骨两侧缘分离软骨膜，并顺着软骨缘进入背侧软骨膜与软骨之间，当此操作遇到软骨间联合时，可使用 15 号刀片部分切开联合处，并用钝性剥离子予以离断后，进入背侧软骨膜与软骨之间，或沿联合处上方（或下方）已分离的背侧软骨表面间隙进行分离。在肋软骨与背侧软骨膜之间的分离基本完成后，使用宽厚的钝性剥离子插入背侧软骨膜深面，推拉并完全剥离后侧软骨膜，将肋软骨彻底从软骨膜中分离。注意在分离肋软骨背侧面软骨膜时，既要谨记在软骨表面分离（而非软骨膜表面分离），勿粗暴地强行推剥，并尽可能保留完整的背侧肋软骨膜，防止其破损或缺损后剥离子穿透薄弱的胸横肌、胸内筋膜等软组织，造成气胸或血气胸；又要防止插入肋软骨，破坏软骨的完整性，造成软骨雕刻的困难。

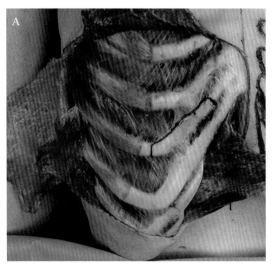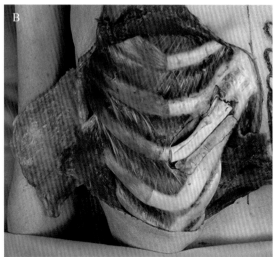

图 2-37　软骨膜切口标记

显露软骨，[形切开软骨膜，先用小而锐利的剥离子在切口处分离软骨膜，再用较大而钝的剥离子分离软骨表面、侧缘及背侧的软骨膜

在肋软骨的软骨膜分离完成后，将较宽、钝的骨膜剥离子分别推至肋软骨上、下端拟切断处作为衬垫，用手术刀切开部分肋软骨厚度后，用剥离子完成剩余厚度的分离，直抵剥离子表面，即可将肋软骨离断并取出（图 2-38 ~ 图 2-40）。将肋软骨放入生理盐水中备用。

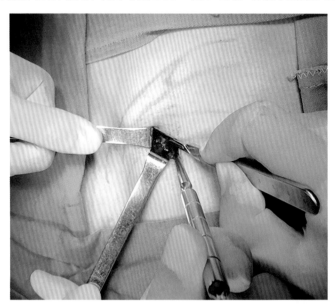

图 2-38　肋软骨的切开

将切取区域的肋软骨骨膜完全分离后，用较钝的剥离子衬垫于肋软骨背侧，用 15 号刀片切断肋软骨厚度的一半，然后用剥离子钝性离断，以避免损伤背侧肋软骨骨膜及其后方肌肉和胸膜腔。同法，离断肋软骨的另一端，将肋软骨完全游离后取出

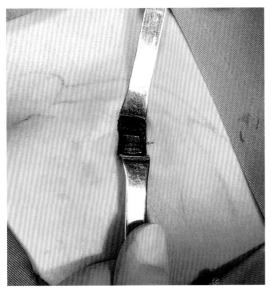 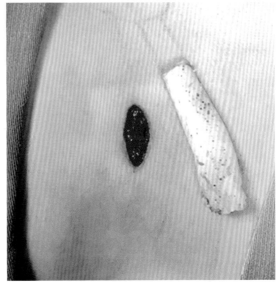

图 2-39　肋软骨切除后，完整的肋软骨背侧软骨膜 图 2-40　取出的第 7 肋软骨及其与体表标记位置的关系

（四）检查创口

在肋软骨切取后，可剪取该肋软骨表面的软骨膜，湿盐水纱布包裹备用并对术野进行严密止血，防止术后血肿的发生。止血后，创口周缘提起，灌入生理盐水，观察盐水的颜色。如被红染，提示有出血点存在，须再次止血；如果清澈透亮，可让麻醉医生做鼓肺试验（肺内正压），观察有无气泡。如果有气泡，则提示存在气胸的可能（图 2-41）。为了避免灌水时混入空气导致的假阳性，可稍等片刻再次试验。如仍有气泡，则需仔细检查创面，修补破口。再次试验，直至无气泡出现为止，有时还须放置胸腔内负压引流。最后，检查创口内是否存有异物。

（五）缝合

切口关闭前，可选择性地对术区分离腹直肌肌肉两侧行适量罗哌卡因浸润注射，以减轻术后疼痛。肋软骨前方的肌肉、肌膜亦应缝合坚实，它对减少术后疼痛同样起作用。推荐使用较粗的 2-0 或 3-0 圆针、缓慢可吸收缝线进行 8 字缝合。对于皮下的脂肪层，使用 3-0 薇乔线间断缝合，真皮层使用 5-0 薇乔线缝合（线结打在深层），皮肤则使用 6-0 的尼龙线做垂直褥式缝合和间断缝合（图 2-42）。

（六）包扎

缝合完毕，用碘伏或者酒精再次消毒术区，多层敷料覆盖切口，弹性绷带或胸带加压包扎固定，有助于减轻术后疼痛、闭合腔隙、促进愈合，但应避免影响呼吸。

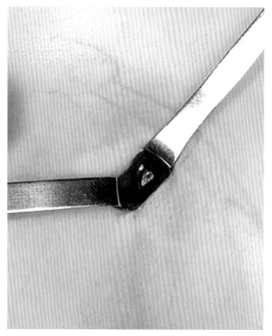

图 2-41　鼓肺试验

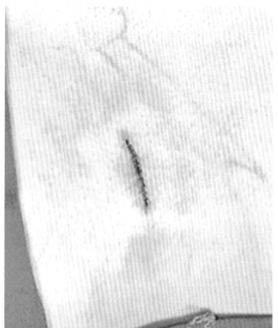

图 2-42　切口缝合
5-0 可吸收线进一步减张缝合，6-0 聚丙烯线褥式和间断缝合皮肤

五、常见并发症预防及术后处理

（一）切口脂肪液化

切口脂肪液化是切取肋软骨后较为常见的并发症，除去患者过于肥胖的自身因素外，主要与电刀使用不当、切口两侧脂肪层受力过大、缝合留有无效腔等因素有关。术中预防需选用功率较小、炭化较少的电刀，但不要过度使用电刀；减少拉钩对周边脂肪的拉扯；缝合创口时，不要留有无效腔，并注意缝合不可过紧。

对于自身过于肥胖的患者，需术前向患者讲明脂肪液化的可能性，取得理解和信任。具体操作时，切口可以适当延长，以减少拉钩对脂肪组织所产生的较大、较持久的拉力；减少电刀的使用。

术后处理主要是换药、减张、预防感染等。伤口一般于两周内愈合。

（二）气胸

切取肋软骨所引发的气胸属于医源性胸膜壁层破损，导致胸腔与外界相通，胸腔负压消失，形成开放性气胸。一旦出现此情况，局麻患者会有不同程度的胸闷、呼吸急促等表现，医生也会出现仓皇应对的被动局面。因此，从预防、处理并发症的角度出发，推荐全麻插管的条件下切取肋软骨。

1. 产生原因

（1）操作不规范，分离层次错误：未在肋软骨膜内执行分离操作，尤其是未在肋软骨背侧软骨膜内分离，误入其后组织层次，破坏了壁层胸膜造成气胸；

（2）对胸壁解剖层次不熟悉，粗暴操作：肋软骨膜和壁层胸膜因撕扯或器械刺入而造成壁层胸膜破裂；

（3）切口过小：无视患者术区情况，一味追求小切口，视野欠佳，影响操作，易造成肋软骨膜分离不完全，尤其在肋软骨联合、转角及断端处最易出现，因撕扯而形成壁层胸膜破裂；

（4）与切取肋软骨的部位相关：第 1~6 肋软骨位于胸膜腔表面，从第 7 肋开始远离胸膜腔。因此，第 7 肋以下的肋软骨发生气胸的可能性较小。

2. 预防　熟知胸壁解剖，规范化操作，明确手术分离层次，避免粗暴操作。勿忽视具体情况，过分追求小切口。

3. 临床表现

（1）术中表现：①出现与呼吸运动相关的嘶嘶样或吸吮样声音；②取肋软骨完毕后，倒入生理盐水，盐水渗漏，或鼓肺出现气泡。

（2）术后表现：①胸痛，继而胸闷或呼吸困难，并可有刺激性干咳；②气体量多时患侧胸部饱满，呼吸运动减弱，触觉语颤减弱或消失，叩诊鼓音，听诊呼吸音减弱或消失；③胸片检查示气胸表现。

4. 处理流程

（1）闭合气胸破口：正确的闭合方式是应用附近的肌肉、软骨膜（小破口）或腹直肌（大破口）等软组织覆盖并缝合封闭破口，而非直接缝合胸膜。因为壁胸膜是非常薄弱的一层浆膜（图 2-26），直接缝合会导致伤口撕裂，破口进一步扩大。处理过程中，如果皮肤软组织切口过小影响操作，应果断延长切口。缝合时，根据破口大小可选择使用不同弧度的圆针以及柔软的可吸收缝合线。

（2）正压鼓肺：胸腔漏口封闭前，可请麻醉师给予正压鼓肺，排出大部分气体，并在鼓肺末段快速闭合创口。

（3）闭合切口：气胸破口封闭后，逐层严密关闭胸壁浅层的各层组织。

（4）一般性处理：术后严密观察，心电血氧监护 24 小时，术后胸片复查。可预防性应用抗生素。术后一般愈合良好。

如遇破损较大，无法闭合，应迅速按压创口，变开放性气胸为闭合性气胸，请胸外科医师会诊或及时转诊。

（三）血气胸

鼻整形术切取肋软骨时，若发生壁层胸膜破损，并同时伴有胸廓内动脉、肋间动脉等血管破裂，则血液进入胸膜腔，形成血气胸。术中发生血气胸为特殊医源性严重并发症，可能危及生命，原因：①患者在术中应用的是插管全麻方式，无呼吸急促、困难及疼痛等可引起医生警惕的前期症状；②术区破裂的动脉血管，如胸廓内动脉或其前支，因直接起源于锁骨下动脉，动脉压力高、流速快，且走行处肌肉附着少，靠肌肉收缩、压迫止血作用不大，再加上破入胸腔后的负压抽吸作用，使得出血更难自止；③术区切口一般较小，相对较深，断开或断裂的血管经破损的壁层胸膜流入容量大、易储留的胸腔，使得切口内不易发现活动性出血点，胸腔内积聚的血液也不会在早期自壁胸膜破口溢出，导致术者在察觉术区异常时，患者常出现不同程度的低血容量休克，甚至死亡（取决于出血量和速度，以及救治时机）；④医护人员通常是从监护仪器上观察到患者血压显著下降，脉搏、心率加快等异常情况，开始查找原因，部分整形外科医生可能缺乏相关解剖、诊疗等经验，未能做出正确、果断的术中处理，甚至严重误判，从而延误治疗时机。

针对血气胸，最重要是要做好术中的预防，即避免气胸的产生及胸廓内动脉及其前支、肋间动脉等血管的损伤（见本章前述）。其次，当术中发生气胸后，要格外警惕血气胸发生的可能，并知晓血气胸的术中诊断措施：当患者出现进行性血压下降、心率加快及气道压上升等情况时，检查切口深层是否存在活动性出血（可延长切口长度），如情况允许，可进行断开血管的近心端、远心端缝扎或暂时夹闭；在患侧腋后线进行肺部听诊，若有肺部呼吸音减弱或消失，则可能有血胸存在；在患侧腋中线与腋后线间第6或第7肋间行诊断性穿刺，如抽出不凝血，则提示胸腔积血。

血气胸是切取肋软骨的严重并发症，一旦明确或怀疑血气胸诊断，必须请胸外科医生会诊或及时转诊，以进行后续的专业诊断和治疗。

（四）异物残留

虽然，切取肋软骨的切口远小于胸外科开胸切口，异物残留的可能性小。但是，仍需按照外科学基础操作原则进行手术，杜绝该并发症的出现，尤其是纱布的残留。

第3章

鼻整形术（开放入路）的切开与分离

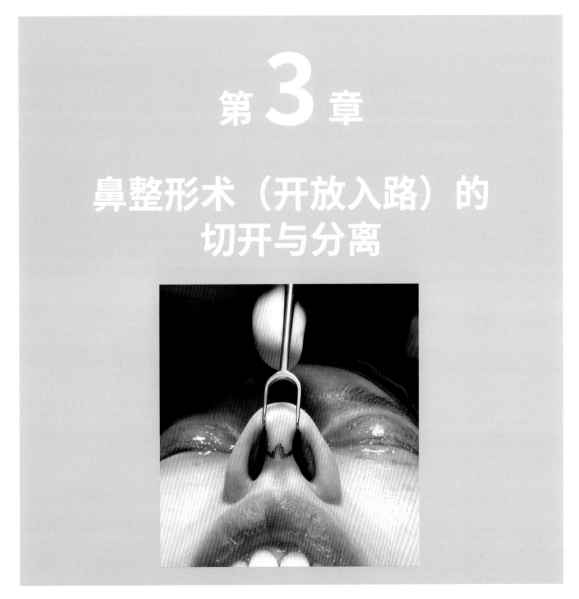

　　开放入路鼻整形术的特殊切开、分离方式，可以获得下外侧软骨、上外侧软骨和鼻骨等组件最大限度的显露，便于在直视下对鼻尖、鼻背的支撑结构进行精细而对称的操作，有利于精准的缝合和移植物固定等，对鼻整形手术的后续操作和最终的术后效果均可产生影响。该步骤虽看似简单，但要求术者熟知鼻部支架及其各结构间相互关系、软组织（韧带等）连接方式和特点、血管走向，以及内部支架结构与鼻部外观标志之间的对应关系等解剖学内容，以便正确地进行切口设计和组织分离（尤其是先天性或多次术后的鼻畸形患者），减少不必要损伤，也有利于后续手术操作的顺利实施，保证手术的最终效果，应引起我们足够的重视。

第一节 开放入路鼻整形术切口设计

开放入路鼻整形术的切口一般由鼻小柱切口、鼻小柱侧方切口和双侧软骨下缘切口（主要为下外侧软骨尾侧缘切口）组成。

鼻小柱切口有多种设计方式，如阶梯状切口、V 形切口、倒 V 形切口（Goodman 切口）等。其设计原则为：将切口设计为折线，避免愈合后形成直线状挛缩瘢痕、凹陷性瘢痕等异常外观（图 3-1），且以手术操作便利和保障尖端血运为原则。其中，倒 V 形切口（图 3-2）最为常用，既便于术中观察鼻小柱的形态，协助指导鼻小柱切口对称缝合，又能兼顾瘢痕最小化。倒 V 形切口一般位于鼻小柱最窄处（切口瘢痕最短），通常是鼻小柱与鼻小柱基底相接的位置，此处内侧脚尾侧缘位于皮下，可为切口愈合提供足够的支撑，防止凹陷性瘢痕出现。

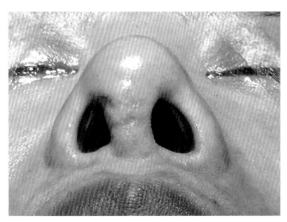

图 3-1 鼻小柱凹陷性切口瘢痕

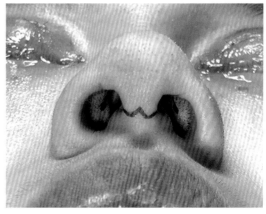

图 3-2 鼻小柱倒 V 形切口设计线

倒 V 形切口间的夹角一般为 60°～90°，亦可根据鼻小柱宽度做相应的调整，而两侧的短切口，可以设计成横向或稍上翘呈 W 状

鼻小柱侧方的切口设计在鼻小柱皮肤皱褶头侧 1.5～2mm 处，一般位于下外侧软骨内侧脚尾侧缘，其深部有下外侧软骨内侧脚的支撑，可以防止术后切口瘢痕的挛缩（图 3-3）。

软骨下缘切口（图 3-4）位于下外侧软骨尾侧缘 1～2mm。若紧贴外侧脚下缘切开皮肤，则可能因软组织回缩造成缝合时软骨受到过度牵拉，而影响最终外形；若距离外侧脚尾侧缘过远（超过 2mm），在切开过程中，可能会对血供产生额外的破坏，且缝合后，软组织所形成的瘢痕易发生挛缩而向上牵拉鼻翼缘。

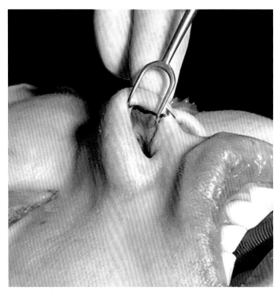

图 3-3 鼻小柱侧方切口设计线

避免过于靠近尾侧，影响分离皮瓣的血运（尤其是多次修复手术后）；亦避免过于靠近头侧，损伤下外侧软骨尾侧缘，造成切口关闭时，鼻小柱两侧形态不对称

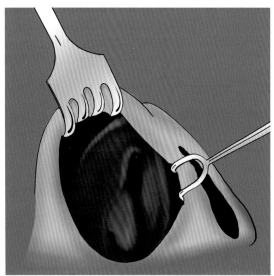
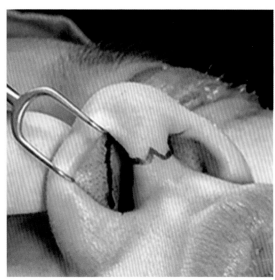

图 3-4 下外侧软骨尾侧缘切口设计线：需明确下外侧软骨尾侧缘的形态及位置

下外侧软骨尾侧缘呈逐渐远离前鼻孔缘，并向后矢状位走行的形态。国人解剖数据显示，其穹隆段尾缘、外侧脚尾缘中点、外侧脚最远端到鼻孔缘的距离依次为 4.31 ± 1.01mm、6.82 ± 1.57mm、13.85 ± 3.00mm，这些数据可为鼻整形手术的软骨下缘切口设计提供一定依据，避免切开时损伤下外侧软骨（图 3-5）。

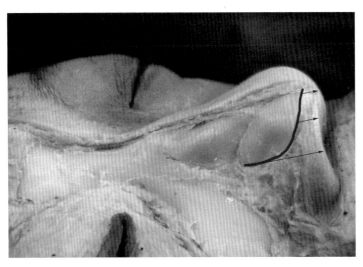

图 3-5　下外侧软骨穹隆段尾缘、外侧脚尾缘中点、外侧脚最远端到
鼻孔缘的距离，为软骨下缘切口线的定位提供了客观依据

第二节　术区麻醉

　　鼻部整形手术麻醉可分为神经阻滞麻醉、术区浸润麻醉和肿胀麻醉三种形式。行简单的鼻部手术时，常选用眶下神经阻滞和术区浸润麻醉相结合的麻醉方式（图 3-6，图 3-7）。经口腔插管全身麻醉时，选用肿胀麻醉方式。

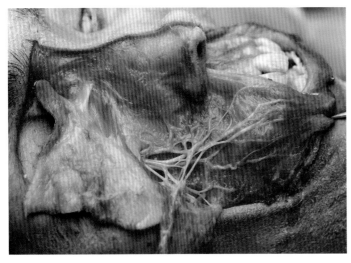

图 3-6　新鲜尸体标本示眶下孔位置及其神经分布

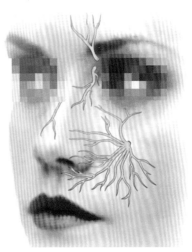

图 3-7　外鼻感觉神经分布示意图

眶下神经阻滞的麻醉范围包括：外鼻下侧壁、鼻翼、鼻前庭、上唇、口裂外侧，以及眼睑内侧下方的颊区、下眶部等组织。为了确保足够的作用时间，通常选择含 1∶20 万肾上腺素的盐酸罗哌卡因液作为注射药物。操作时，术者先用左手示指触压眶下孔大致位置（眶下缘中点下约 1cm，鼻中线外侧 3cm 处），若患者自觉有酸胀感即可确定眶下孔位置。注射前，术者用左手手指压住眶下缘保护患者眼球，注射针自鼻面沟内侧与鼻翼沟之间进针，刺入皮肤推注少许麻醉药形成皮丘后，使注射针与皮肤形成 45° 斜向上、后、外方向推进至眶下孔区，一旦出现落空感，即表明针尖进入眶下孔内（不可进针过深，以免神经损伤），此时，患者会出现放射至上唇的异常感，用左手固定针柄，回抽无血后，注射麻醉药物 1~2ml。或者注射针头在抵达眶下孔周围时注药亦可。完成注药后 1~2 分钟，患者鼻部相关区域出现痛觉消失，可确认阻滞成功。

鼻部手术浸润麻醉所用麻醉药物和配比与眶下神经阻滞法相同，或根据情况加入适量利多卡因制成混合麻醉药物。其注射区域包括：切口区域、中隔软骨区域及预分离的软骨/骨支架表面（图 3-8~图 3-11），主要作用于滑车上神经和滑车下神经分支（支配的鼻根区、鼻背上部和鼻侧壁上部），筛前神经鼻外支（支配鼻背下部和鼻尖）以及筛前神经鼻内支（支配鼻中隔前部）。实施麻醉注射时，注射深度不宜过浅，应接近鼻骨和软骨，以便利用液体的膨胀作用，使手术分离平面的操作更快捷，出血更少。

经口腔插管全身麻醉时，肿胀麻醉的操作方式与局麻时术区浸润麻醉的操作基本一致，主要的差别在于两者的注射药物不同。全身麻醉的情况下，通常选择应用含 1∶20 万肾上腺素的生理盐水进行手术切口及分离区域的浸润注射，或在注射液内加入适量的盐酸罗哌卡因（便于术后早期局部镇痛）。

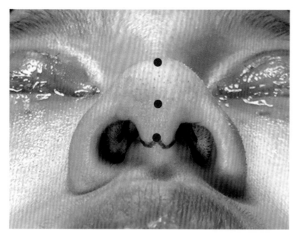

图 3-8　鼻尖、鼻小柱及其基底的三个注射位点，每点注射 0.7~1ml

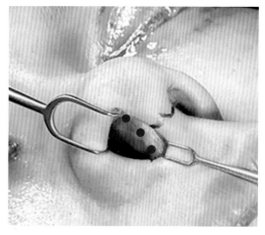

图 3-9　鼻中隔注射位点，是对拟剥离区域的黏膜下注射，通常每侧 3~5 个位点，每点注射约 0.5ml，使得黏膜肿胀、增厚，利于识别和剥离出最佳的软骨膜下平面，以及剥离过程中不易被刺穿和撕裂黏膜

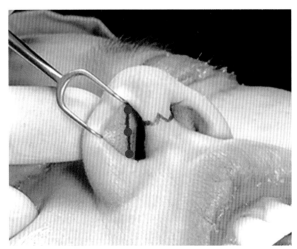

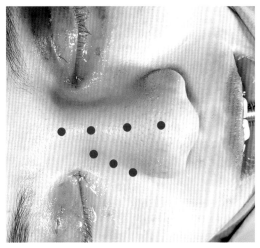

图 3-10　软骨下缘的注射位点

一般每侧 3 个位点，每点注射约 0.3ml

图 3-11　鼻根区、鼻背区的四个注射位点，每点 0.5 ~ 1ml，若行经鼻腔入路外侧截骨，则每侧 3 个注射位点，每点注射约 0.3ml

第三节　外鼻被覆软组织的切开与分离

开放入路鼻整形切口的切开有一定的顺序。虽然每位术者的操作习惯和喜好不同，使得采用的顺序不尽相同，但需要特殊注意的关键操作相近。作者以右侧势利手为例，仅详细介绍鼻小柱横切口→鼻小柱侧切口→外侧脚尾侧缘切口的操作顺序。

一、鼻小柱横切口的切开

推荐使用合适的双齿尖头拉钩牵拉鼻小柱皮肤（图 3-12），锐利的 15T 刀片切开皮肤（图 3-13）。操作时，术者左手持双齿拉钩（保证切开后皮瓣的对称性），右手执笔式持刀，小指或无名指位于上唇对抗拉钩拉力。上述两相反方向的力量将鼻小柱皮肤绷紧后，进行切开（图 3-14，图 3-15）。

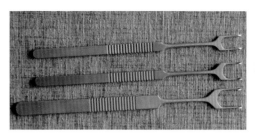

图 3-12 以具体的鼻小柱宽度为准，选择齿间距为 8～12mm 的双齿尖头拉钩牵拉鼻小柱

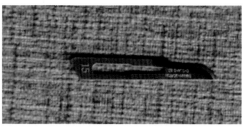

图 3-13 用于切开皮肤软组织的 15T 刀片

既有圆刀走线平滑的优势，又有尖刀走线准确的特点。刀片一定要锋利，否则用力轻时无法切开皮肤，用力重就可能因切得过深而破坏软骨

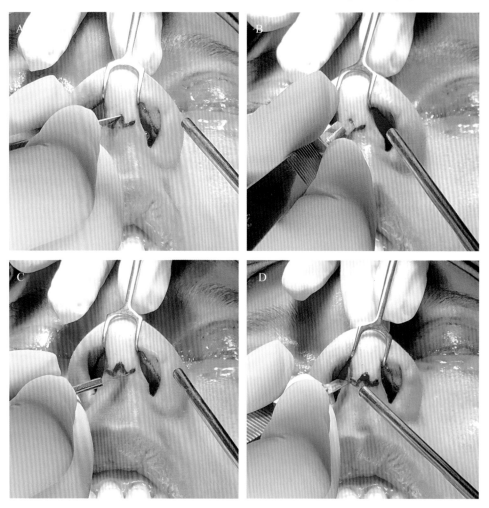

图 3-14 鼻小柱切口操作顺序

A. 第 1 刀切开倒 V 处的两个短切口中靠近术者方向的一臂，刃口对着术者；B. 第 2 刀切开倒 V 的另一臂，注意刀刃从鼻小柱基底朝向鼻尖方向采用挑的动作走刀，以便于控制切口长度和深度；C. 第 3 刀切开鼻小柱两侧短切口的对侧切口，刀刃指向鼻小柱对侧缘；D. 第 4 刀切开术者侧的横切口（刀刃指向术者）

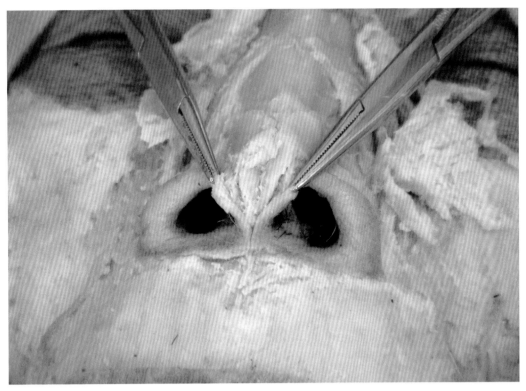

图 3-15 下外侧软骨内侧脚尾侧缘位于鼻小柱的皮下层

鼻小柱切口切开过程中，注意刀刃与皮肤垂直，仅切透皮肤，不可过深，以防损伤内侧脚，尤其是两侧的短切口

二、鼻小柱两侧的下外侧软骨内侧脚尾侧缘切口

该切口一般距离鼻小柱两侧锐利的皮肤转折处约 2mm，通常情况下需注意避免过于靠近头侧，损伤下外侧软骨。通过宽双齿拉钩方向的旋转显露该切口设计线，必要时可使用 3mm 的双齿拉钩或单齿钩协助（图 3-16）。

三、穹隆部的切开

使用 8mm 双齿拉钩显露该部位。钩齿对称置于鼻孔顶点两侧，跨越软

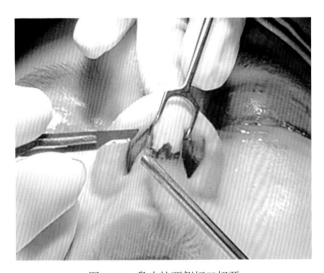

图 3-16 鼻小柱两侧切口切开

仍使用 15T 刀片切开皮肤，刀刃朝向鼻小柱基底，防止误伤鼻翼缘皮肤

三角，中指抵住鼻尖穹隆，完全暴露清楚后，在钩齿前庭皮肤刺入点的头侧，接上述内侧脚尾侧缘切口切开（图 3-17）。也可在鼻小柱和外侧脚分离后，使用剪刀将两处切口连接。该位置切开需确保不能损伤软三角区，否则会导致鼻孔顶点的变形或继发畸形。

四、下外侧软骨外侧脚下缘切口的切开

使用较宽的双齿拉钩拉开鼻翼缘，无名指顶住鼻尖部外侧脚区域，即可辨明下外侧软骨尾侧缘的轮廓，或者使用刀柄或刀背探查软骨边缘及其下方皮肤所形成的阶梯感，确认下外侧软骨的尾侧缘。需注意，鼻腔前庭有毛 – 无毛区边界并不一定是外侧脚尾侧缘的体表标记。在多次手术术后、外侧脚软化等不易辨认的特殊病例，可使用和软骨下缘垂直的短切口（约 3mm）来进一步确认。然后，在距离软骨下缘 1～2mm 处切开皮肤，切口不可过深，避免过度损伤（图 3-18）。

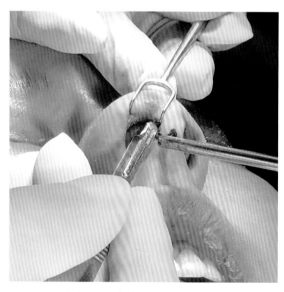 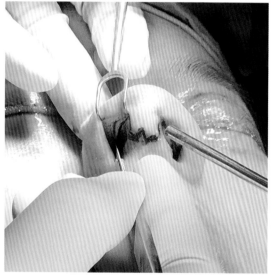

图 3-17　穹隆部切口切开图示　　　　图 3-18　下外侧软骨外侧脚下缘切口切开图示
15T 刀片刀刃指向鼻翼基底方向

五、鼻小柱皮瓣掀起

使用锐利的剪刀，从右侧鼻小柱侧方切口轻轻刺入，经过内侧脚表面间隙，与对侧切口贯通，轻轻撑开剪刀，将切口扩开。用一把钝头组织剪从左侧切口插入该隧道，向前上抬起，使得鼻小柱横切口间隙适度分离，有时可见未破裂的鼻小柱动脉，使用双极电凝止血后，将鼻小柱横切口剪开，形成鼻小柱皮瓣（图 3-19，图 3-20）。

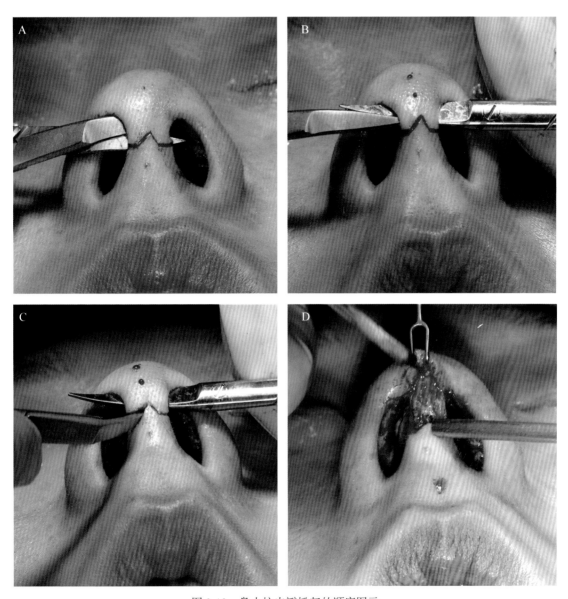

图 3-19　鼻小柱皮瓣掀起的顺序图示

A. 组织剪自鼻小柱右侧切口穿入，向头侧轻压下外侧软骨并感受其尾侧缘位置以避免伤及软骨，然后从左侧切口穿出，轻撑剪刀，将分离面扩大；B. 应用钝头组织剪从鼻小柱左侧切口向上述分离隧道内插入，并向前上抬起，便于切口离断；C. 剪刀依据从右到左至切口顶端，以及从左至右至切口顶端的顺序依次剪开鼻小柱切口；D. 进一步离断鼻小柱皮瓣，并对鼻小柱动脉止血

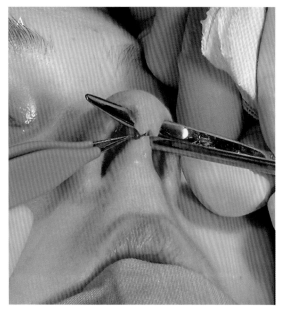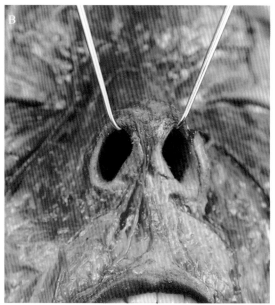

图 3-20　鼻小柱动脉

该区的血供是由上唇动脉分支的鼻小柱动脉提供，一般位于内侧脚尾侧缘内侧，靠近真皮网状层

六、下外侧软骨的分离、显露

用 3 ~ 5mm 的双齿拉钩拉起鼻小柱皮瓣，可见下外侧软骨内侧脚的尾侧缘。在内侧脚软骨膜表面分离并扩大与软组织相接的腔隙，剪开切口处的部分软组织连接，进一步扩大术野，充分暴露下外侧软骨的内侧脚和中间脚。然后，用生理盐水浸湿的棉签沿此层次在下外侧软骨外侧脚软骨膜表面进行钝性剥离后，再将外侧脚尾侧缘切口处的软组织粘连剪开。同样的操作在左侧下外侧软骨浅层施行。最后，在中间脚的中线区域，沿软骨膜表面剪开被覆软组织（有时包含穹隆间韧带）并越过软骨穹隆，下外侧软骨得以充分显露（图 3-21，图 3-22）。

术中鼻前庭切口处常见的出血点基本源于侧鼻动脉分支、面动脉的鼻翼动脉分支或眶下动脉的鼻翼分支，位置也基本处于切口外侧的末端（图 3-23）。熟知这类不可避免需切断的血管的走行方向及位置，有助于快速控制术中出血，保持术野清晰。

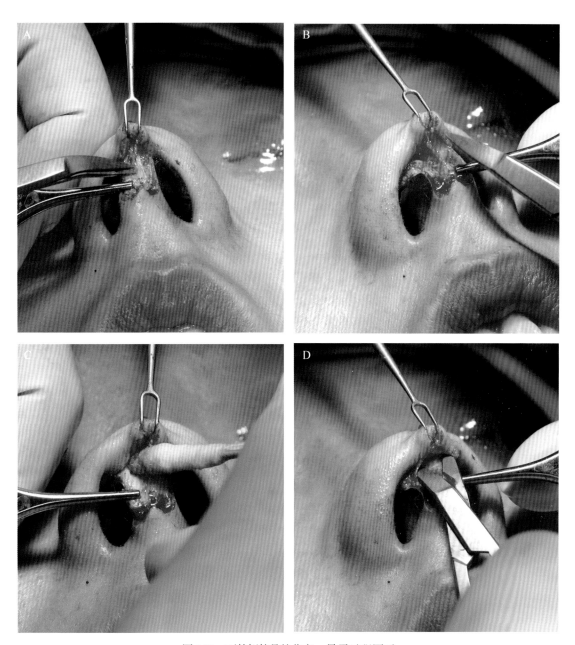

图 3-21　下外侧软骨的分离、暴露过程图示

A. 软骨镊轻轻夹持右侧下外侧软骨内侧脚，将剪刀尖紧贴软骨边缘刺入 2mm 并撑开，即可在软骨膜表面形成一个小的腔隙，在此腔隙内插入剪刀尖，再次撑开，扩大腔隙，进一步显露下外侧软骨；B. 剪开切口处的部分软组织粘连，扩大切口，充分暴露下外侧软骨的内侧脚和中间脚部分；C. 用湿的生理盐水棉签沿此层次在下外侧软骨外侧脚软骨膜表面向头侧、外侧探入，推开软组织，显露下外侧软骨外侧脚，再将外侧脚尾侧缘切口处的软组织粘连剪开；D. 在中间脚的中线区域，沿软骨膜表面剪开软组织并越过软骨穹隆

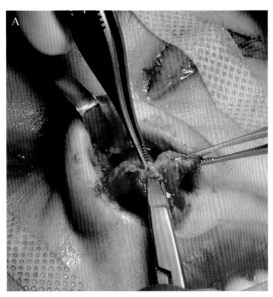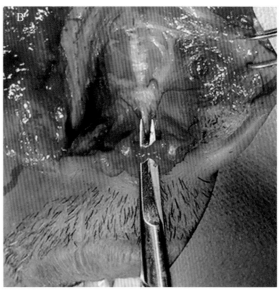

图 3-22　穹隆间韧带

A. 术中所示的穹隆间韧带；B. 新鲜尸体标本所示的穹隆间韧带：是位于中间脚间内侧膝头侧端的致密结缔组织（而非位于穹隆间或穹隆段表面），将两侧小叶段和穹隆向中线拉拢

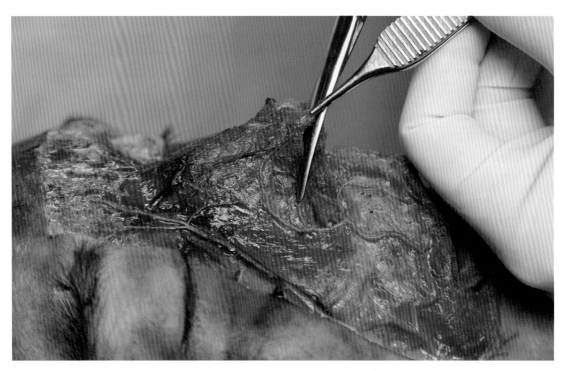

图 3-23　软骨下缘切口切开时，损伤的血管分支及其位置

七、上外侧软骨的显露

继续向头侧分离皮肤软组织，助手改用双头拉钩向头侧牵拉鼻小柱皮瓣，术者分别在右、左两侧的外侧脚头侧卷轴区离断与 SMAS 层连接的卷轴区垂直韧带，暴露上外侧软骨尾端。然后，在中线部位剪开包含 Pitanguy 韧带在内的软组织，暴露鼻尖上方的薄弱三角及脚间制带。用湿盐水棉签推动软组织，进入鼻中隔背侧区，再用剪刀采用锐钝结合的方式在中部穹隆的软骨膜表面分离，头侧达拱顶区，并剪开该处部分梨状孔垂直韧带，暴露近似三角形的上外侧软骨（图 3-24 ~ 图 3-28）。

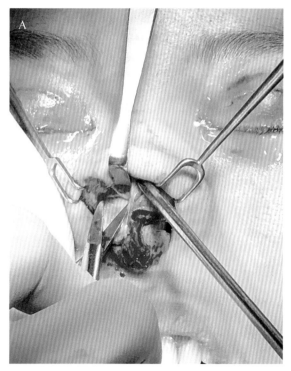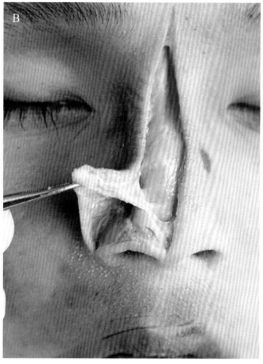

图 3-24　显露上外侧软骨

A. 术者左手用软骨镊牵拉右侧下外侧软骨外侧脚尾侧部分，继续用组织剪小心地在外侧脚头侧卷轴区沿软骨膜表面分离，剪开与 SMAS 层连接的卷轴区垂直韧带，暴露上外侧软骨尾端；B. 新鲜尸体标本解剖所示卷轴区垂直韧带

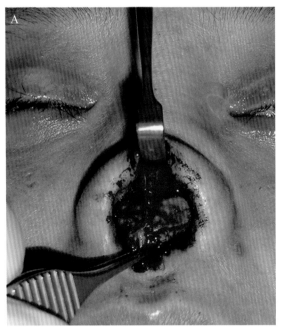

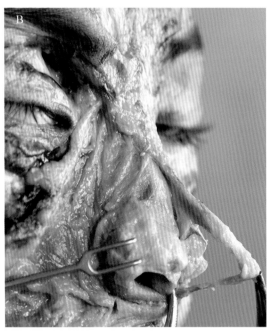

图 3-25　Pitanguy 韧带

A. 术中所示的 Pitanguy 韧带；B. 新鲜尸体标本所示的 Pitanguy 韧带：在软骨穹隆头侧、鼻中隔前角稍上方的位置，从 SMAS 层发出致密结缔组织，其主干支走向鼻中隔尾端及膜性鼻中隔，与降鼻中隔肌相连

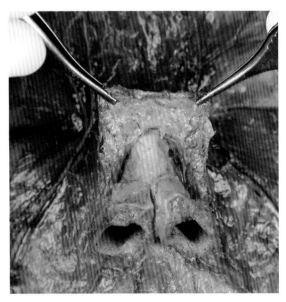

图 3-26　软骨膜浅层分离显示

所掀起皮瓣的层面内基本无血管及神经分布。按此潜在腔隙分离，血管、神经组织将得以限保护，肌肉、深部脂肪层、大部分感觉神经都连带在皮瓣侧被完全掀起，损伤最轻，术后产生瘢痕最少

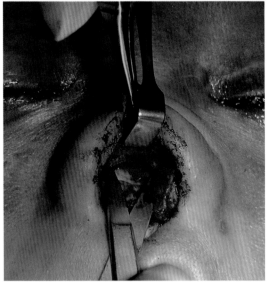

图 3-27　鼻中隔背侧区软骨膜上层，用剪刀采用锐钝结合的方式分离至拱顶区

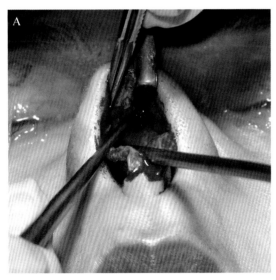 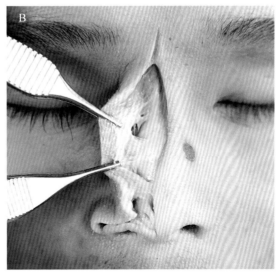

图 3-28　显露上外侧软骨

A. 松解鼻背区梨状孔垂直韧带，暴露三角形的上外侧软骨，是显露整个鼻背操作的重要步骤；B. 梨状孔垂直韧带：在梨状孔的边界位置，由其垂直位置的 SMAS 层发出与梨状孔相连的致密结缔组织，其在拱顶区最为致密，而延续至两侧梨状孔边缘的韧带则较疏松

八、鼻骨的分离

在拱顶区中线的左侧、鼻骨尾侧缘上 2 ~ 3mm 处（避免拱顶区损伤），使用锐利的骨膜剥离子插入左侧骨膜深面，于鼻骨表面，向头侧分离达手术所需的水平，内侧达鼻骨缝处，外侧距中线约 0.5cm，注意避免骨膜下过度向外侧分离。同样操作应用于右侧鼻骨。然后，用骨膜剥离子打断骨缝处纤维连接，联通左、右两侧的分离腔隙，完成鼻骨区域的分离。若渗血较多，可使用肾上腺素盐水浸湿的纱条填塞腔隙（图 3-29，图 3-30）。

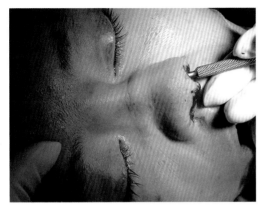 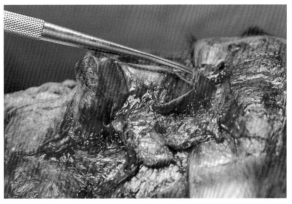

图 3-29　鼻骨骨膜下分离　　　　　　图 3-30　新鲜尸体上，鼻骨骨膜可以完整剥离

鼻整形术中，将骨膜从鼻背上充分地抬起，可减少骨性区移植物轮廓显现的概率。但骨性鼻锥实施截骨手术时，为保证骨性侧壁的稳定性，预防过多骨质碎片产生，应避免过度分离骨性鼻锥的骨膜。

九、鼻中隔尾端的暴露

在双侧下外侧软骨之间的软组织及其头侧的膜性鼻中隔内垂直分离，以游离下外侧软骨和暴露鼻中隔尾端。分离过程中，内侧脚和中间脚头侧缘的脚间韧带、近鼻中隔尾侧缘的软组织较韧，需锐性分离。该区血供比较丰富，建议使用双极电凝止血，以获得较好的手术视野（图 3-31，图 3-32）。

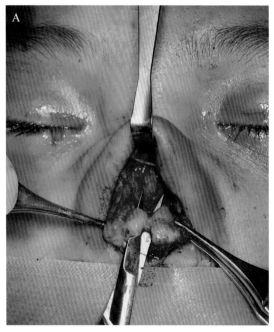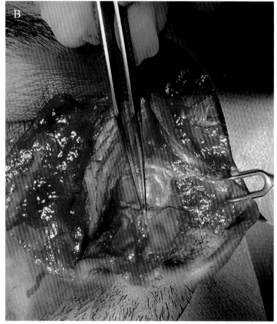

图 3-31 脚间韧带

A. 术中所示的脚间韧带；B. 新鲜尸体标本所示的脚间韧带：紧贴黏膜上方走行，连接着整个下外侧软骨头侧端，形成一个整体，起到将其悬吊在鼻中隔软骨前方的作用，其中间部分位于穹隆间韧带的后方，末端起到限制小柱段和足踏板的作用，并向鼻中隔尾侧端牵拉

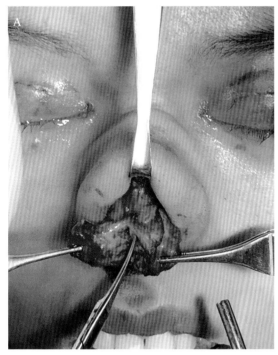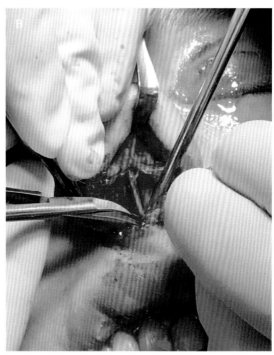

图 3-32　双侧下外侧软骨间分离，暴露鼻中隔尾端

A. 术者和助手各持一把软骨镊，对称夹住两侧的下外侧软骨中间脚，向上提起并稍向两侧拉开，钝头组织剪在软骨间及膜性鼻中隔内垂直向下方剪开，边剪边观察有无鼻中隔前角的显露，或使用剪刀尖端碰触的方式感知、辨别；B. 暴露鼻中隔前角后，术者和助手持软骨镊对称夹住两侧的下外侧软骨内侧脚，剪刀向后分离直达鼻棘，显露中隔软骨尾侧端

第4章

鼻中隔区域相关手术操作

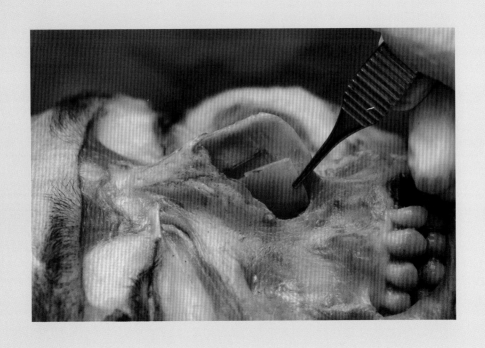

　　鼻部软组织结构切开、分离等操作完成之后，常规的手术顺序是对鼻中隔区域进行操作，主要包括鼻中隔软骨切取、鼻中隔偏曲矫正（包含从简单的切除到复杂的置换、重建），相关移植物使用及缝合等步骤，是涉及鼻部中线位置、形态、长度，鼻背及鼻尖结构加强或重建，鼻下点位置、形态，以及鼻部嗅觉和通气功能等外观和功能的综合性修整。从国人鼻部解剖特点和手术目的来讲，上述操作是获得理想鼻部外观及功能的基础。在这些操作中，需着重关注嗅区的分布与术中保护、中隔软骨偏曲的分类处理方式、中隔延伸或撑开移植物的正确应用方式以及减少内鼻瓣因素所引起的通气功能障碍等。

第一节 应用解剖学分析

一、鼻中隔结构组成

鼻中隔由一块软骨和五块骨（上颌骨前嵴、上颌骨鼻嵴、腭骨鼻嵴、犁骨和筛骨垂直板）组成（图 4-1），对鼻部外形起着重要的支撑作用，亦对鼻部对称性、功能性等具有重要影响。此外，还有位于中隔软骨尾侧缘和下外侧软骨头侧缘之间的鼻中隔膜部（膜性鼻中隔），由双侧的鼻前庭皮肤、肌肉和皮下结缔组织组成，其位置受中隔偏曲、内侧脚移位或变形影响较大，而活动性则主要和面部、鼻部的肌肉活动关联密切。

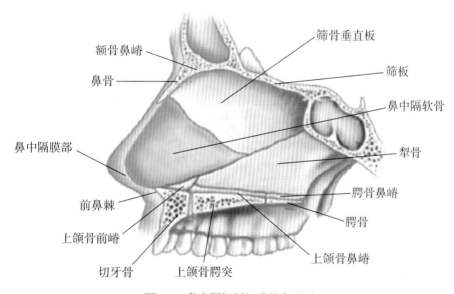

图 4-1 鼻中隔解剖组成的内面观

鼻中隔各组成部分的胚胎发育不尽相同：犁骨和筛骨垂直板由原始鼻中隔软骨骨化形成，而切牙骨则是一块独立的骨，随生长发育和牙齿萌出发生变化。因此，鼻中隔黏膜在软骨与筛骨垂直板、犁骨的过渡处，可以在一个层面进行连续的手术分离，而在前鼻棘、上颌骨前嵴等与中隔软骨连接的后下方区域，软骨膜和骨膜纤维互相交叉，且由疏松结缔组织填充，分离较为困难。因此，从黏软骨膜与中隔的结合特点上来说，鼻中隔软骨的黏软骨膜的分离顺序应起始于鼻中隔前角的后下方，向上稍越过中隔软骨与筛骨垂直板的连接处，继而转向后下方和中隔软骨尾端最为合理。从黏软骨膜层次结构特点上来说，因动静脉血管、神经及黏膜下细胞器官均位于软骨膜层及其浅面，且正确的软骨膜和软骨结合层次内组织疏松，较易分离，所以，术中分离时应仔细辨认并确保是在内层软骨膜深面分离，否则易造成软骨膜撕裂、中隔穿孔等并发症。

由于种族和地域等因素的影响，东亚人鼻中隔发育与西方高加索人种相差较大。其直接影响是，造成鼻背部长度不足，以及对鼻尖的支撑力欠缺，而最易被忽视的是其对鼻小柱基底（鼻下点）位置、形态等的影响（上颌骨、下外侧软骨的影响较小）：因鼻中隔、前鼻棘的发育不良，形成鼻下点向头侧和后方移位的临床表现，导致鼻 – 面关系失调、三庭五眼的比例不佳、上唇前突和鼻小柱退缩等外观。因此，东亚人鼻整形手术中，可通过延长鼻中隔长度，达到调整鼻背部中线长度、增强对鼻尖的支撑力、下推鼻下点位置的手术目的，也是鼻 – 面关系协调的关键点。从解剖结构和手术方式方面讲，使用各种鼻中隔延伸移植物，延长鼻中隔尾侧端并占用膜性鼻中隔的位置，达到"膜性鼻中隔的软骨化"（还包括鼻小柱支撑移植物，内侧脚加强移植物等术式），是目前东亚人鼻整形手术中应用最为广泛的操作技术之一。而长鼻畸形或者鼻小柱悬垂的患者中，多选择对中隔软骨的尾端进行切除，切除的部位依据需缩短鼻长度或鼻小柱悬垂的位置而有所不同，有时需将中角和 / 或后角切除，有时需将前角、中角、后角都切除，以及膜性鼻中隔的部分切除缩短，甚至尚需凿除前鼻棘。

此外，从功能性方面讲，鼻中隔的畸形或偏曲会造成通气阻力增大和嗅沟通气障碍，从而对鼻通气功能、嗅觉功能产生关键性影响。因此，术中应避免能引起上述障碍的操作或相关移植物的应用。

二、中隔软骨的支撑结构及切取范围设计

Tardy 提出，鼻骨 – 中隔软骨鼻背连接点与鼻棘点之间的连线将鼻中隔软骨区分为前后两个部分，前部基本相当于梨状孔边缘之前的部分，与上外侧软骨的上 4/5 紧密连接，尾侧分离，是鼻中部 1/3 的基本支撑结构；后部则无支撑功能（图 4-2），是中隔软骨可切取的范围。

切取鼻中隔软骨前，应首先评估鼻中隔软骨的整体硬度，并明确中隔软骨不是能切取多少，而是应该留下多少的原则。然后，据此决定在鼻背侧和尾侧缘留下软骨条的宽度（1.2 ~ 1.5cm），以最大限度地维持其支撑作用。国人中隔软骨平均面积为 4.94cm^2，按上述标准保留软骨支架的情况下，中隔软骨用于移植物所切取的量并不大，如果过度切取，则可能会引起后期的鼻中部塌陷畸形（图 4-3）。因此，国人鼻中隔软骨不应作为常规软骨移植物使用。

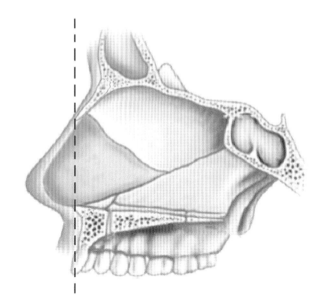

图 4-2　自骨 – 软骨连接点到鼻棘点虚线之前的中隔软骨架是重要的支撑区域，而其后方部分则支撑作用很小，通常是软骨切取的区域

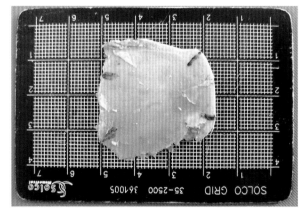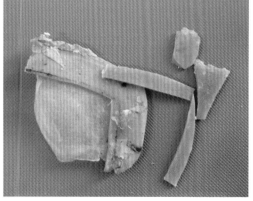

图 4-3　鼻中隔软骨面积、可切取范围及常见应用方式

三、血管系统

（一）动脉

鼻中隔的动脉供血主要来自颈内动脉的眼动脉分支和颈外动脉的上颌动脉分支、面动脉分支（图 4-4）。

1. 眼动脉　在眼眶内发出筛前动脉及筛后动脉，分别经前、后筛孔入颅，沿筛板外侧缘前行，再下降入鼻腔。前者分布于鼻中隔的前 – 上区，与蝶腭动脉的末支吻合；后者分布于鼻中隔后 – 上区的上鼻甲及相对的鼻中隔区域。

2. 上颌动脉　在翼腭窝内分出蝶腭动脉、腭降动脉和眶下动脉。其中，蝶腭动脉为上颌动脉终末部所发出的最大分支,是供应鼻腔的主要血管,经蝶腭孔入鼻腔后分为二支。一支为鼻后中隔动脉,分布于鼻中隔后下部。另一支为鼻后外侧动脉,供应鼻腔外侧壁的后下部及鼻腔底,有分支与筛后动脉吻合。

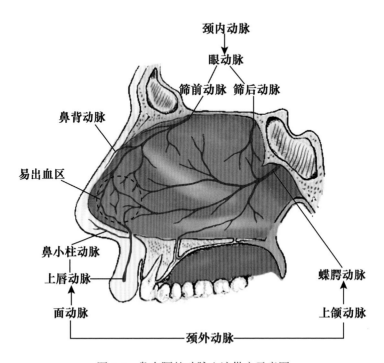

图 4-4　鼻中隔的动脉血液供应示意图

3．面动脉　面动脉的上唇动脉分支在鼻小柱基底发出中隔支,分布于鼻前庭和膜性鼻中隔,并与上述各动脉末支在鼻中隔前下部黏膜的表浅位置形成丰富吻合。

（二）静脉

先在黏膜深处形成丰富的静脉丛(尤其是后部的发达区域),随后形成主干并与动脉大致伴行,分别汇入颈内、外静脉和海绵窦。鼻中隔前下部的静脉构成静脉丛,称为克氏静脉丛(Kiesselbach plexus),为鼻部常见出血部位。

四、神经分布

在鼻腔内,与鼻整形术关系最密切的神经是嗅神经(图 4-5)。其分布于鼻腔黏膜嗅区(上鼻甲及其相对应的鼻中隔区域以上部位),总面积约 5cm²,活体状态下呈棕黄色。嗅细胞为具有嗅毛的双极神经细胞,顶部的树突呈棒状伸向细胞表面,末端膨大呈球状(嗅泡),并发出 10～30 根纤毛,感受嗅觉。嗅细胞体向内发出一无髓的轴突,并与其他嗅细胞发出的轴突集合组成小束而形成嗅丝，被硬脑膜等形成的嗅神经鞘包裹，分布在鼻甲与鼻中隔黏膜的两侧，向上通过筛板进入颅内，止于嗅球。损伤嗅区黏膜或继发感染，将降低嗅觉，并可能使感染沿嗅神经进入颅内，引发鼻源性颅内并发症。

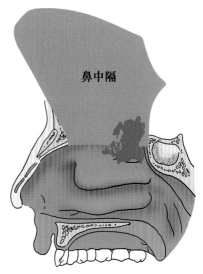

此外，还有一较特别的终末神经，即鼻腭神经的终末支——切牙神经。鼻腭神经由后向前走行在犁骨前缘沟内，分布在犁骨骨膜和中隔软骨软骨膜深面。绕行切牙骨翼下方，形成鼻腭神经，并和鼻腭动、静脉的终末支一起进入切牙管。切牙神经分布于切牙后内侧腭黏膜的小三角形区域，鼻中隔区域相关手术可能会损伤到该神经。

图 4-5　嗅神经分布示意图

第二节　中隔区域黏软骨膜分离

在开放入路鼻整形术中，中隔区域的操作多采取内侧脚间入路的方法，首先进行黏软骨膜分离。分离开膜性鼻中隔后暴露鼻中隔尾端，根据手术需求，该操作大致可分为三种类型：①常规鼻整形手术中，中隔软骨黏软骨膜剥离的范围，仅限于移植物植入和固定的有限区域；②切取中隔软骨用作移植物时，保留 L 形软骨支架单侧黏软骨膜的分离；③中隔软骨偏曲矫正术中，需要中隔软骨双侧黏软骨膜不同程度的分离，并在与上外侧软骨背侧融合处行较长距离松解，彻底暴露偏曲中隔的状况，便于进行准确的判断和评估。因此，鼻中隔软骨的手术目的、偏曲或畸形程度是黏软骨膜进行不同分离方式的主要原因，难易程度也存在差别。其总的原则是：先在粘连或畸形最少、最适宜的位置，确定正确的剥离层次，然后再处理粘连严重或畸形较大的区域分离。

如本书第三章所述，应用局部麻醉剂或 1∶200 000 的肾上腺素盐水，对中隔软骨拟剥离区域行黏膜下注射，使得黏膜肿胀、增厚，利于识别和剥离出最佳的软骨膜下平面，且减少剥离过程中刺穿和撕裂黏膜的概率。此外，打开下外侧软骨间连接后，首先暴露和识别鼻中隔前角（图 4-6），由助手用双齿拉钩拉住鼻中隔前角及对侧的下外侧软骨，术者用手术刀或者 D 形刀在距离鼻中隔前角尾侧缘 3～4mm 处斜形划开软骨膜，切开的长度约 5mm，用剥离子向切口两侧推剥，直至有亮白色或者亮蓝色的软骨出现（如为粉红色，提示只是切开了黏膜下组织或部分软骨膜，而非切开了全层软骨膜）（图 4-7），或在中隔软骨畸形较轻的一侧、偏曲的凹面切开黏软骨膜，分离出正确的黏软骨膜下层次。

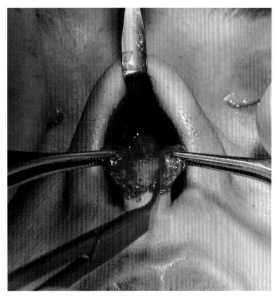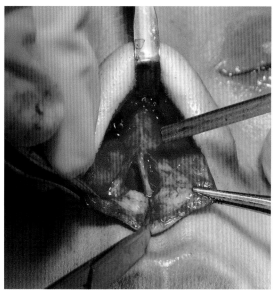

图 4-6　打开下外侧软骨之间的连接，暴露鼻中隔前角

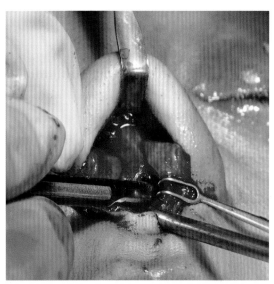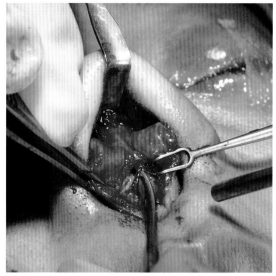

图 4-7　建立正确解剖层次的关键标志是明确见到白色致密的软骨膜层，其紧贴软骨，结合较为疏松，易于分离

　　随后，用锐性剥离子呈前、后方向分离黏软骨膜瓣，并向头端的筛骨垂直板方向行进。在此过程中，需根据具体的手术目的，将中隔软骨背侧部分的黏软骨膜分离腔隙扩大、过渡到上外侧软骨的鼻腔面，形成不同程度的"囊袋"（用于撑开移植物或延伸型鼻中隔撑开移植物植入），并适当地剪开单侧或双侧上外侧软骨背部与中隔软骨背部的融合处（应尽可能缩短剪开的距离，避免过大的损伤鼻瓣角及支撑结构）。在到达筛骨垂直板与中隔软骨交

界处之后，向上的分离范围通常不应超过该结合缝之上 5mm，以防导致嗅觉的医源性损伤。
然后，分离方向向后至犁骨、筛骨垂直板和中隔软骨的交界处，再由头侧向尾侧分离中隔
软骨后方及尾侧的黏软骨膜。或者，在该交界处进入犁骨范围，并向尾侧分离中隔软骨区
域、犁骨、上颌骨前嵴区域（图 4-8，图 4-9）。其中，中隔软骨与犁骨、前鼻棘交界处的黏
膜与其底面的结构黏附紧密，分离该区域需用剥离子锐性分开。

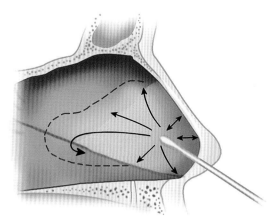

图 4-8　鼻中隔黏膜剥离顺序

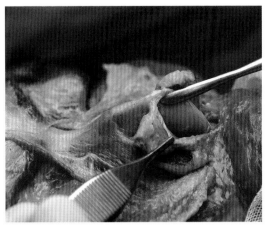

图 4-9　鼻中隔黏膜分离时，剥离子使用技巧
保持剥离子平面对软骨，凸面对软骨膜，一侧锐缘紧贴
软骨，另一侧稍微翘起，采用钝、锐结合的分离方式

　　在偏曲明显的中隔黏软骨膜分离操作过程中，通过执行优先分离中隔畸形或偏曲较轻
一侧的原则，中隔软骨部分的"前隧道"较易完成。但是，在犁骨尾侧、上颌骨前嵴骨膜
纤维和中隔软骨膜纤维相互交织区域的分离较为困难，特别在伴有上颌骨前嵴畸形、中隔
软骨近骨性结构成角畸形或半脱位等复杂情况下分离时，更是成为一种挑战。如果试图按
上述方式从上至下分离，则往往导致黏膜撕裂或软骨损伤。因此，需应用"后通道"方式
将覆盖在上颌骨前嵴上的黏膜分离并沿骨性结构层面向后延伸，离断上颌骨前嵴处骨膜和
软骨膜之间的筋膜。然后，由前到后贯通前、后隧道，完整地暴露鼻中隔病变处，并最大
限度地减少黏软骨膜的撕裂，有利于进一步操作和减少并发症（图 4-10）。

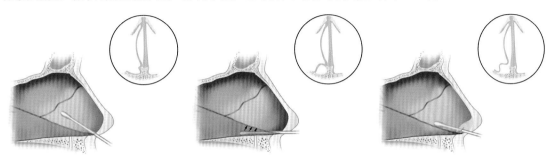

图 4-10　鼻中隔明显偏曲时，黏软骨膜分离的过程

第三节　鼻中隔软骨获取及其并发症预防、处理

鼻中隔软骨作为鼻整形手术的软骨移植物使用，具有减少手术供区、中隔软骨性质和性状适合鼻尖部移植等众多优点。但是，基于国人鼻中隔软骨解剖数据，增量为主的鼻整形手术目的，术后可能出现不同程度的嗅觉功能障碍并发症，以及术后远期随访鼻中部塌陷等综合因素，笔者建议放弃常规切取中隔软骨作为移植物的传统思维，缩小中隔软骨作为自体软骨移植材料的适应证，仅将把中隔软骨切取作为中隔偏曲的矫正方式来考虑和分析。

一、中隔软骨获取

在单侧鼻中隔软骨黏软骨膜分离操作（详见本章第二节）完成之后，根据中隔软骨大小、硬度等情况，保留中隔软骨背部、尾部 1.2～1.5cm 宽的 L 形支架，并用美兰标记软骨切取范围（图 4-11）。

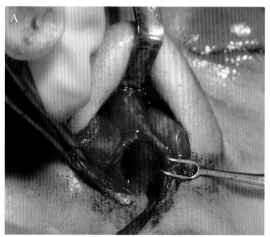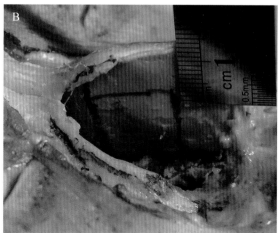

图 4-11　行中隔软骨切取手术时，应尽可能减少分离范围，通常仅需单侧完全分离（A）；完全剥离单侧鼻中隔黏软骨膜后，确定鼻中隔软骨拟切取的范围（B）

（一）中隔软骨切取部位的头侧离断

由于鼻中隔软骨与筛骨垂直板之间需离断的缝连接处位置较深，不利于直视观察，可借助剥离子在筛骨垂直板与中隔软骨之间滑动所产生的不同触感及手术经验，进行判断、明确分离位置。将剥离子的头端置于可切取软骨与筛骨垂直板缝连接处的最前方（保留背侧端软骨与筛骨垂直板的连接），并采用"寸移法"由前至后连续压开，注意施压力量不可

过大（图 4-12）。

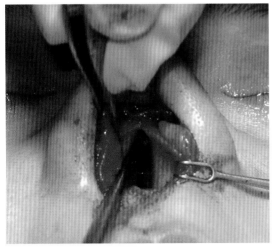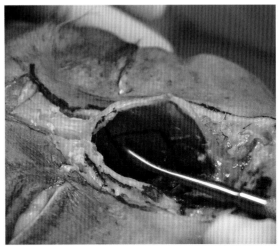

图 4-12　通过剥离子钝性压断中隔软骨和筛骨垂直板之间连接，分离软骨部分头侧端

（二）拟切取软骨前方、尾侧的切开

用手术刀或 D 形刀在软骨拟切取的前方、尾侧位置倾斜状切开，并在达到对侧软骨膜下层即停止（手感上是将透而未透的感觉），避免或尽可能减少对侧黏膜的损伤。然后，透过软骨切口，伸入剥离子，直接到达对侧的软骨膜下方，向头侧、尾侧和后方进行预切取范围内的分离、松解（图 4-13，图 4-14）。尤其在分离中隔软骨与犁骨结合位置时，应严格行进在软骨 / 骨膜下层，并限制在犁骨、鼻底的剥离范围，以能达到完整离断中隔软骨与犁骨的连接为宜。

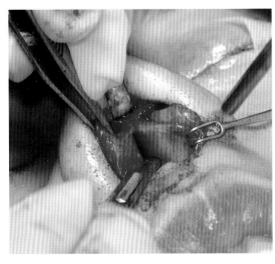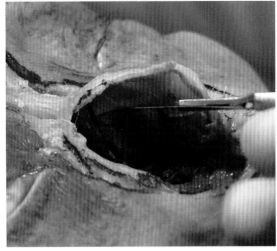

图 4-13　按标记范围切开中隔软骨，在背侧段与尾侧段交界处应为弧形连接

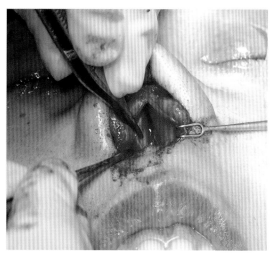
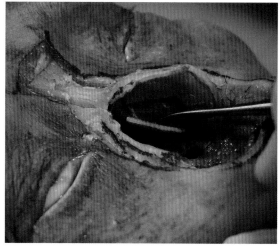

图 4-14　在中隔软骨切开侧的对侧黏软骨膜下剥离

（三）拟切取软骨后方的离断

完成双侧剥离后，中隔软骨实际上仅与犁骨连接而保持在原位。剥离子头端压在中隔软骨和犁骨结合的位置，应用柔和而稳定的力量将已部分离断的中隔软骨向术者方向压断（图 4-15），软骨即可被完整取下，放入生理盐水中备用。观察是否有活动性出血和黏膜破损，并进行相应处理。

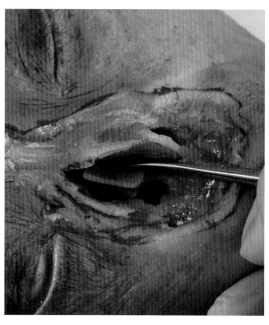
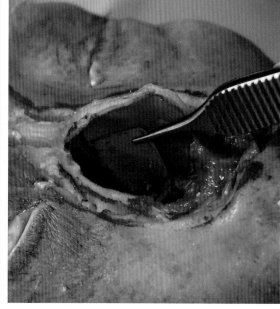

图 4-15　离断与犁骨相接处，分离出切取的中隔软骨

二、常见并发症预防及术后处理

分离黏软骨膜瓣时，熟悉局部解剖知识，耐心细致地分离，并尽可能减少分离范围，持续评估分离层次，才能保证黏软骨膜瓣的完整性，也是减少术后发病率和并发症的根本。

（一）嗅觉障碍

嗅觉障碍大致可分为两类：呼吸性和医源性嗅觉减退。前者可能与鼻中隔偏曲、息肉、肿瘤及鼻甲畸形（单侧化、萎缩、不规则的弯曲）等疾病引起的嗅沟通气障碍有关，治疗上以手术矫正为主；后者多为术中鼻中隔两侧剥离范围过大、损伤筛板引起嗅神经损伤，需要熟知嗅区的分布范围，避免扩大鼻中隔切取范围等预防性措施。

（二）血肿、血清肿

术中切取软骨之后，应观察有无活动性出血并彻底止血，否则，容易形成血肿、血清肿，并可能继发感染形成脓肿（可在数小时内致中隔软骨坏死）及鼻中隔穿孔。因此，应对鼻中隔血肿引起足够的重视。该并发症最主要的预防措施是创面彻底止血：大的出血点需要双极电凝彻底止血，小的渗血则以含有肾上腺素盐水（1∶200 000）的纱条暂时填塞止血。另外，可以在切取区域，应用 5-0 可吸收线贯穿两侧黏膜缝合数针，以起到引流并闭合黏膜腔隙的作用，并用油纱条均匀填塞或者使用鼻中隔夹板。

术后出现疑似鼻中隔血肿时，可通过暴露鼻中隔后视诊（中隔手术区域肿胀），触诊（无菌棉签触感）等得出结论。治疗原则是血肿区域切开黏膜并清除血肿（穿刺和抽吸通常无效）。操作时，可选用中隔尾侧端或者血肿下半部位置作为切口，碘伏消毒后，切开并剥离鼻中隔黏膜，清除血凝块，填入油纱条，压闭血肿所形成的腔隙，压紧黏膜瓣，预防复发，并应用抗生素预防感染。

（三）黏膜破损、穿孔

术中黏膜破损多是分离层次不对、粗暴操作所致。单侧黏膜破损可以不予特殊处理，如果双侧黏膜破损，但非贯通破损，术后也会逐渐愈合，并不会造成继发性穿孔。建议破损处给予间断缝合或贯穿缝合，以加快愈合过程，减少继发并发症出现。

若为贯通的双侧黏膜破损，可在破损处的双侧黏膜中，放置直的中隔软骨、筛骨垂直板或 PDS 板，且回置材料面积要大于破损范围，并应用鼻中隔夹板固定 2~3 周（勿贯穿缝合过紧），以防止术后鼻中隔穿孔。

（四）切牙神经损伤

少数患者术后出现切牙后方的上腭感觉迟钝（一般术后 3 个月逐渐恢复），甚至出现黑牙情况。这是由分离中隔软骨与上颌骨前嵴、犁骨相接部位的黏软骨膜时，未走行在黏软骨膜下方，并且朝鼻腔底部外侧分离过多，损伤鼻腭神经的终末支切牙神经所致的功能障碍。少数情况下，是由前鼻棘或上颌骨前嵴切除所不可避免的神经损伤所致。

第四节　鼻中隔偏曲处理

　　鼻中隔居中线者较少，往往偏向一侧，尤以偏向右侧者为多。轻度鼻中隔偏曲属正常状态，显著偏曲者则属病理情况，可能致凹陷侧下鼻甲代偿性肥大，出现通气障碍、鼻窦炎、鼻出血、鼻塞及头痛等症状，亦对鼻整形手术产生较大影响。因此，鼻中隔偏曲矫正的主要目的是恢复气道通畅，其次才是外形的改善。

一、病因分析

　　鼻中隔偏曲的病因多为面部发育不对称、创伤和犁骨或上颌骨前嵴单侧边缘发育不良等。从中隔的组成结构区分，可划分为软骨性偏曲、骨性偏曲和全中隔偏曲三种类型。

　　鼻中隔软骨镶嵌于上颌骨前嵴、部分犁骨之间的沟槽内，且在与上颌骨前嵴的连接部位填充有疏松结缔组织。正常情况下，当鼻中隔受压或外力作用时，中隔软骨在此处可产生一定程度的活动和移位，可减少骨折或脱位发生的可能性。但当外部作用力量过大，产生不规则骨折线，或构成该连接方式的骨槽有一侧边缘发育不良等情况时，容易形成中隔软骨偏曲畸形或中隔软骨脱位（图4-16，图4-17）。而骨性中隔偏曲和全中隔偏曲多发生于骨性鼻锥外伤之后，这类偏曲有时需将中隔从骨性鼻锥中松解，同时矫正骨性鼻锥和中隔偏曲，才能获得良好的效果。

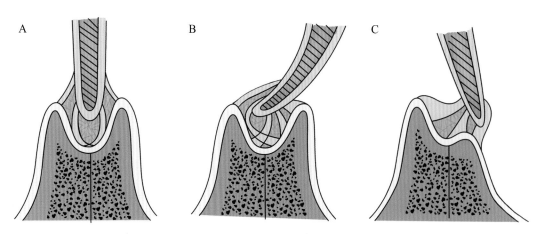

图 4-16　鼻中隔软骨与相接骨的连接形态

A. 正常情况；B. 鼻中隔软骨偏曲；C. 中隔软骨脱位

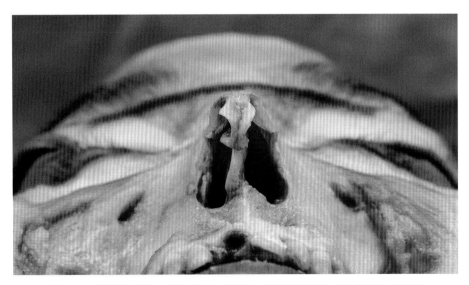

图 4-17 新鲜鼻部标本解剖显示，脱出上颌骨前嵴而形成的中隔偏曲畸形

二、中隔软骨偏曲分类及矫正

中隔软骨偏曲分类有多种方式，作者经过总结文献和临床经验，将其由轻到重将其划分为 5 级：Ⅰ级，中隔软骨局部突起或偏曲，引起单侧鼻堵；Ⅱ级，中隔软骨呈类线性偏斜；Ⅲ级，中隔软骨头 – 尾方向或前 – 后方向的单个成角畸形；Ⅳ级，中隔软骨头 – 尾方向或前 – 后方向的多个成角畸形伴有骨性中隔偏曲；Ⅴ级，严重的中隔软骨扭曲、骨性中隔偏曲，并伴有骨性鼻锥的偏曲畸形。

为了便于手术方案的制订和操作的实施，根据中隔软骨支撑结构和偏曲的性质，将鼻中隔软骨划分为三个区域：尾部、背部、体部（中隔软骨背侧、尾侧各保留 1cm 宽度以外的后上部区域），结合上述分级，便于明确手术部位和相关处理方式（表 4-1）。

表 4-1 中隔软骨偏曲类别与手术处理方式

中隔软骨偏曲类别	手术理方式
Ⅰ级	单纯去除法或偏曲软骨横断再定位法
Ⅱ级	偏曲软骨横断再定位法
Ⅲ级	偏曲软骨横断再定位法或中隔软骨体部切除 + 中隔尾复位 + 背侧矫正
Ⅳ级	中隔软骨体部切除 + 中隔尾复位 + 背侧矫正或鼻中隔软骨重建法 + 骨性中隔偏曲矫正
Ⅴ级	鼻中隔软骨重建法 + 骨性中隔偏曲矫正 + 骨性鼻锥偏曲矫正

（一）手术方式

1. 单纯去除法　主要适用于中隔软骨 I 级偏曲的操作。该类型偏曲的位置一般位于鼻中隔软骨与犁骨、筛骨垂直板结合处或中隔软骨体部，通常引起单纯的通气功能问题，不会影响到鼻部外形。治疗上，多经黏软骨膜下层分离，显露偏曲区域后，应用手术刀切除局部弯曲或突起的部分即可。术后鼻中隔两侧应用鼻中隔夹板加压固定，以预防血肿和异常粘连。若该偏曲影响鼻部外形，亦可选用偏曲软骨处横断和软骨移植物再定位的方式矫正。

2. 偏曲软骨横断再定位法　主要适用于 II 级和 III 级偏曲的处理。这两类偏曲类型的中隔软骨都存在较明显的张力线特征和位置，可利用软骨横断技术，沿偏曲软骨张力线位置剪开软骨，中断导致软骨偏曲的力线，使中隔软骨能无张力居于中线位置。然后，利用自体软骨移植物重新定位和选择性地加强中隔软骨的支撑力。该技术在矫正软骨偏曲畸形的同时，对固有解剖的破坏程度最少，支撑结构稳定性损失最小，再结合软骨移植后的加强或重建，是矫正弯曲软骨段最有效、最确切的技术之一。

具体操作时，需要仔细观察令中隔软骨偏曲的最大张力线位置，并根据实际情况，尽可能将切口设计为斜向切开的横断模式，切口线一般延伸至偏曲内应力完全消除后的位置，在无张力或轻微张力的情况下，以中隔软骨前部的分离区域居中为标准。如果上述操作完成之后，中隔软骨内应力仍未完全释放，残存有偏曲情况，可在横断线上向偏曲位置（背侧或尾侧）再追加一横断切口，以继续释放偏曲软骨的内应力，彻底打断偏曲弧面，达到纠正效果。然后，在移动度最大的中隔尾端，将板条状移植物置于定位中线的前部软骨和切开线后部的软骨间空隙（移植物不可过度增加横向尾侧端宽度，避免出现通气功能障碍），加固或重建中隔尾侧端的结构完整性，增加其稳定性，以抵消或预防软骨内应力所致的偏曲软骨重新回位，使得支架结构保持在中线，并应用 5-0 PDS 线将移植物与上述分离开的软骨相缝合。同时，根据鼻部具体情况，还可选择中隔延伸移植物的联合应用（图 4-18）。

术后，需将分离的双侧黏软骨膜及该区域内的中隔软骨行数针贯穿缝合固定，并可选用鼻中隔硅胶夹板加强，以进一步增加矫正后中隔软骨与已分离黏软骨膜之间的结合力和中线再定位的稳定性。

3. 中隔软骨体部切除＋中隔尾复位＋背侧矫正　适用于中隔软骨的 III 级、IV 级偏曲。通过切除偏曲的中隔体部，利用软骨移植物修正背部，采用"摆门技术"复位中隔软骨尾部进行中隔软骨重建矫正（图 4-19 ~ 图 4-21）。

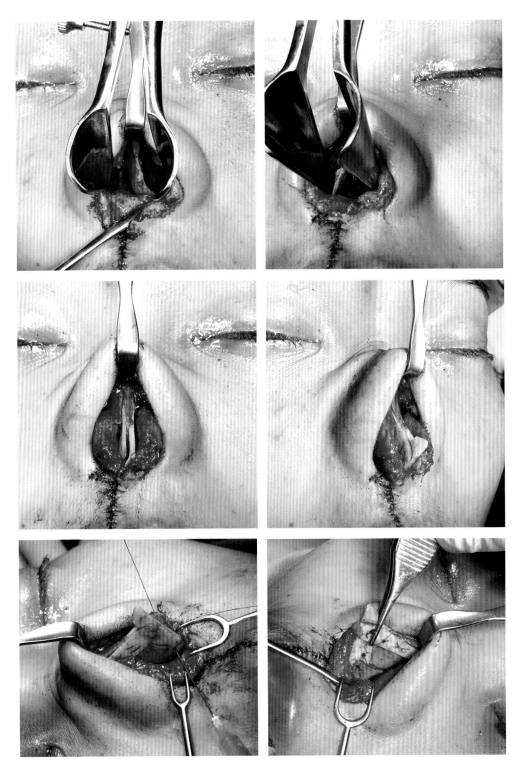

图 4-18　中隔软骨偏曲内应力调整，软骨移植物的植入及固定

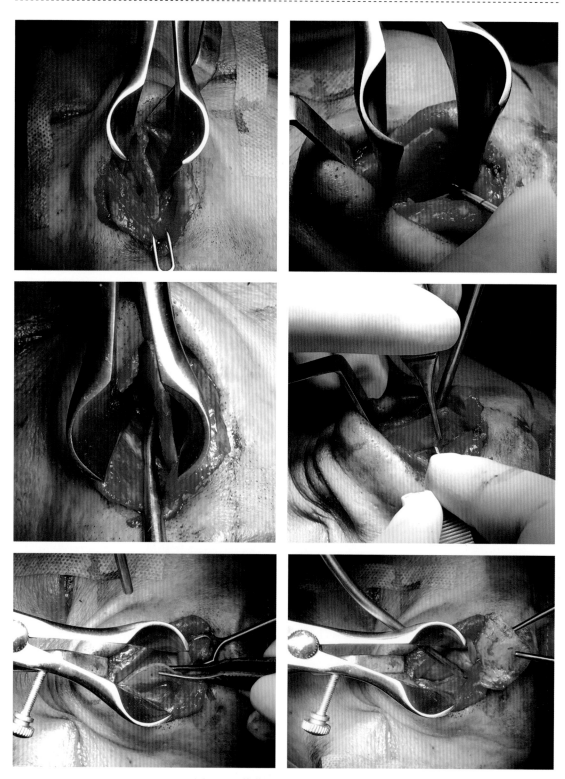

图 4-19　偏曲的中隔软骨体部切除

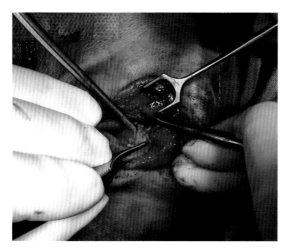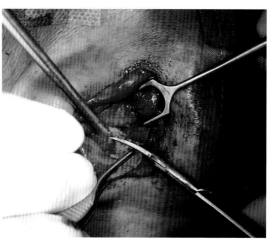

图 4-20　L 形中隔软骨支架尾侧端的分离、切除

　　具体操作时，需先行分离上外侧软骨和双侧鼻中隔软骨黏软骨膜，以充分松解鼻中隔软骨，便于对中隔软骨偏曲的位置和严重性进行全面检查，以获得更精确的诊断和清晰的术野。然后，分析并确认手术切除部位及范围，将偏曲的中隔软骨体部切除，切除软骨最大的范围不可超过 L 形支架背侧、尾侧 1cm 的保留宽度，以避免因支架支撑力下降导致鞍鼻畸形。

　　中隔尾端偏曲一般通过软骨缘与前鼻棘或切牙缝（或唇珠）的位置对比进行判断，并评估偏曲的程度。假设前鼻棘位于面部中线，并且其外形和宽度可以接受，那么

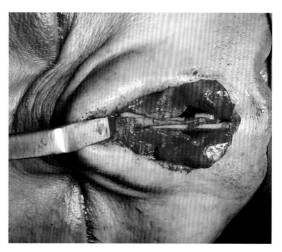

图 4-21　中隔软骨偏曲矫正后，支架结构居于中线位置

需要将中隔尾的底部沿着上颌骨前嵴和部分犁骨沟完全游离、松解，使中隔尾达到能完全放置在前鼻嵴对侧的程度。如果前鼻嵴或上颌骨前嵴是偏斜的，则需在软骨尾端游离松解后，对其偏斜、异常突出的部分进行凿除。上述两种情况需要区别处理，前者用 5-0 PDS 缝线固定在打孔的前鼻嵴或其骨膜上，中线或对侧固定；后者则缝合固定在梨状孔上。

　　若 L 形支架仍存在偏曲，则前 - 后方向偏曲则增加一朝向头 - 尾方向的横断切口，若是头 - 尾方向的弧度，增加前 - 后方向横断切口。这类横断切口可以部分横断，也可完全横断支架部分。然后，根据情况植入相应支撑移植物（中隔延伸移植物、板条状移植物等）进行重建修复。

　　矫正鼻中隔偏曲时，上述横断处理与常用的中隔软骨偏曲段划刻处理相比较，虽看似

更为激进，但效果却更为确切。划刻技术可中断偏曲软骨段的结构完整性，释放偏曲软骨的内应力，并结合软骨移植物支撑，矫直弯曲或偏曲的部分。但划刻是难以精确掌控的技术。首先，该技术无法精准判断出划刻到何种程度能矫正偏曲软骨。若矫正不足，又因使用软骨支撑移植物而掩盖此类隐患，那么在其愈合的过程中会出现无法掌控的畸形；若矫枉过度，则对鼻中隔软骨的支撑结构和支撑力破坏过大，即使联合应用相关移植物，也不会呈现出预期的支撑效果，反而会增加中隔软骨吸收、软化的概率，加大术后塌陷畸形的风险。其次，该技术通常需要破坏较大的范围才能达到预期效果，尤其在偏曲畸形严重时，使用该技术，中隔软骨结构划刻范围会加大，其支撑力损失亦因此加重。因此，此类情况应考虑中隔软骨的切除或横断，并选用适当的重建术式，以减少对解剖结构的破坏，获得更强的支撑力，得到更有效的矫正效果，同时避免软骨划刻技术所固有的不可控性和远期复发风险。

4. 鼻中隔软骨重建法　适合于中隔软骨的Ⅳ级、Ⅴ级畸形。主要包括利用切除鼻中隔软骨制作的L形支柱置换术，以及利用自体肋软骨中隔重建术两种手术方式，前者是将切取的中隔软骨前后翻转，制成L形支架，转换形成新的中隔软骨的背侧和尾侧，经固定和加强后起到鼻部支撑作用，通常见于所切除软骨有足够可利用的尺寸和支撑力度，且可制成不明显偏曲的L形支架；后者是完全应用肋软骨制备成新的L形支架，重建鼻中隔的支撑结构，可以提供鼻尖的支撑力及高度，矫正鼻小柱回缩并延长鼻部，多用于切取中隔软骨可利用的尺寸不足或支撑力度不够。

此类畸形在中隔完全暴露后，需再次评价畸形并确定手术方案。其中，背部的平直度和中隔尾的结构完整性是关键因素。操作时，首先需要确定中隔软骨背部的偏曲点，并在偏曲点的头侧做1cm高的垂直切口（通常保留0.5～1.0cm的软骨条），然后平行于背部向头侧延长切口至筛骨垂直板，再尽可能向后延伸至与犁骨交界处。最后，沿着犁骨沟、上颌骨前嵴、前鼻棘使中隔软骨从其上游离，取出整个分离的中隔软骨部分。中隔软骨再植入的步骤为：①对切取标本进行检查，修整、制作直的L形支柱，若材料充足且可利用，需将剩余软骨制作成板条状移植物备用；②将支柱放置在术前背部偏曲侧的对侧；③与头侧中隔软骨残端在背部重叠、固定；④中隔尾放置在术前偏曲侧的对侧，并用5-0 PDS缝线通过前鼻棘打孔固定于前鼻棘；⑤植入横跨重叠缝合位置上下端的软骨移植物（鼻中隔软骨或肋软骨），并将上外侧软骨与植入体缝合（图4-22）；⑥鼻中隔夹板贯穿固定缝合并留置7～10天。

自体肋软骨重建法需两条较长的软骨条（能够深入到鼻缝点头侧0.5cm）与残留的鼻中隔软骨背侧缝合固定，重建L形支架的背侧。在残留中隔软骨较短、缝合后稳定性欠佳的情况时，需贯穿鼻骨、软骨移植物和筛骨垂直板进行缝合固定。然后，制备一个肋软骨条做作为L形支架的尾侧端，其前端嵌插入两侧背侧重建软骨条中间，并用5-0 PDS线缝合固定，后端则与鼻前棘缝合固定。最后，将重建支架的背侧与两侧上外侧软骨背侧缝合固定（图4-23）。

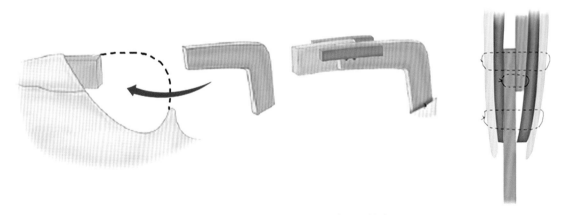

图 4-22　切除的中隔软骨 L 形支柱置换术

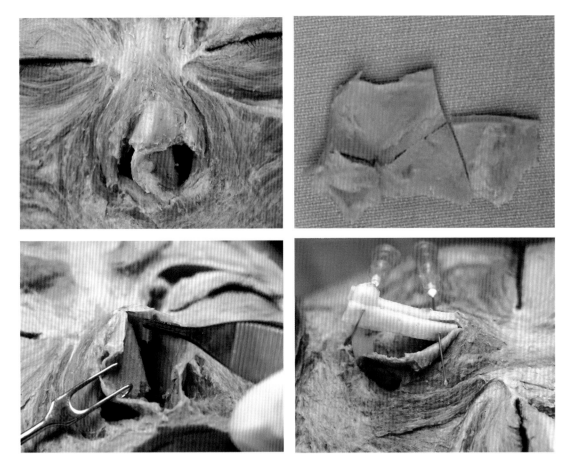

图 4-23　肋软骨移植物的鼻中隔重建方式

　　某些罕见的、严重的中隔软骨偏曲畸形，往往合并有骨性鼻锥偏曲和骨性中隔的偏曲畸形，在外观上，呈现明显的骨－软骨穹隆偏曲畸形。这类全鼻中隔偏曲的矫正原则和顺序为：彻底松解偏曲鼻中隔两侧黏软骨膜的附着、中隔软骨与上外侧软骨的结合（释放外力），调整偏曲的鼻中隔（消除内应力），加强鼻中隔支撑力。手术操作时，先在鼻中隔偏曲的位置行广泛的双侧黏软骨膜分离，并在鼻背侧将中隔软骨与双侧上外侧软骨离断至鼻缝点处，为鼻中隔整体显露和中隔软骨中线复位提供基础条件。然后，应用前述方式对偏曲的中隔软骨进行矫正，消除软骨自身的偏曲内应力，并对其头侧骨性部分的筛骨垂直板、犁骨偏曲进行切除。最后，应用自体软骨移植物（SEG 或 ESG，单侧或双侧，对称或不对称）进一步调直鼻中隔并复位到中线处，加强中隔支撑力量，改善鼻背美学曲线，以及预防或矫正内瓣角减小。

（二）缝合技术

应用上述技术行鼻中隔软骨偏曲矫正后，可能仍会有鼻中隔软骨未完全矫正的情况，这在此类手术中较为常见。通常，可通过鼻中隔软骨的旋转缝合进行进一步矫正。该缝合法充分借助上外侧软骨是相对固定结构的特征，通过水平褥式缝合的方式，将中隔软骨、撑开移植物和上外侧软骨等 5 层软骨组合拉向进针点靠近头端的一侧，进针点的位置和打结的松紧决定着鼻中隔位移的程度。

具体操作为：在中隔软骨与两侧软骨移植物缝合固定后，用 5-0 PDS 线先穿过偏曲相反方向一侧的上外侧软骨头端，并向尾端移位后，依次穿过软骨移植物、中隔软骨、对侧软骨移植物和上外侧软骨。然后，应用水平褥式缝合法，平行于前述缝合路径穿回缝线，并在进针侧的上外侧软骨面打结。若鼻中隔完全与内眦中线及切牙正中线对齐（参照结构位置正常），则后续缝合不需要错位，只需正常的水平褥式缝合即可。否则，可重复此缝合方式，直至中隔软骨偏斜完全矫正（图 4-24）。

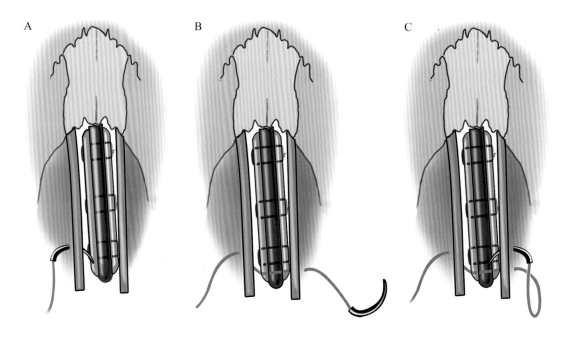

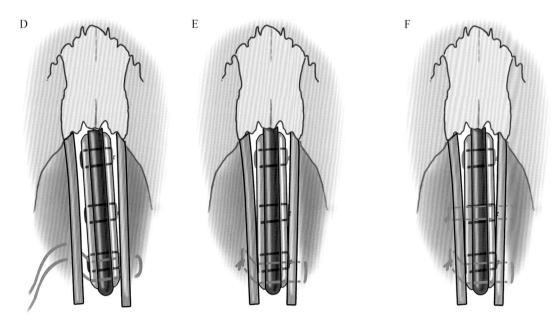

图 4-24　鼻中隔软骨旋转缝合的操作步骤

A. 5-0 PDS 线穿过偏曲相反方向一侧的上外侧软骨，向中隔 - 移植物复合体的尾端移动进针点并穿入软骨；B. 缝线穿过撑开型移植物、鼻中隔软骨和上外侧软骨；C. 缝线水平穿过偏曲侧上外侧软骨；D. 平行于之前的路径，应用水平褥式法返回到进针一侧的上外侧软骨并打结；E. 随着缝线被系紧，鼻中隔逐渐向中线移位，直到鼻中隔长轴完全与内眦中线和切牙中线吻合（参照结构位置正常）；F. 后续缝合视矫正情况，选择继续旋转缝合或避免上外侧软骨和鼻中隔移位的水平褥式缝合

三、骨性中隔偏曲矫正

鼻中隔偏斜也常累及筛骨垂直板和 / 或犁骨（图 4-25），常见于筛骨垂直板与犁骨交界的位置。除对鼻部外形的影响外，其主要的影响是引起通气功能障碍，尤其在执行完外侧截骨术后。

术前应诊断并避免高位切除筛骨垂直板，因其改善气道功能有限，却存在较大的筛板骨折风险。手术顺序上，为了形成更顺畅的手术通路，便于操作，通常在切除偏曲的软骨后实施骨性中隔成分去除。在矫正操作时，应用小的锋利咬骨钳咬除偏曲骨质，而非用扭转的力量掰除，以防造成整个垂直板甚至筛板的严重损伤。或者应用青枝骨折法复位（黏软骨膜附着于筛骨垂直板和犁骨），保留黏软骨膜对骨性鼻中隔的支撑。

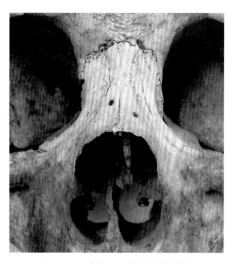

图 4-25　筛骨垂直板偏斜畸形

107

老年、患有骨质疏松、筛骨垂直板气化等人群，行筛骨垂直板手术应该格外谨慎，以避免发生罕见但后果严重的筛板骨折，以及潜在脑脊液漏和 / 或嗅神经损伤等并发症。

四、前鼻棘去除术

前鼻棘位于鼻小柱 – 上唇的交界区域，若过大或过于前突会影响鼻小柱 – 上唇角。但临床上，该区域突出的主要原因多是鼻中隔尾端过度发育。因此，前鼻棘的所有塑形应延缓至鼻中隔尾端塑形结束之后。

对于前鼻嵴偏斜、单侧发育过度的病例，在双侧骨膜剥离之后，应用专用的骨凿进行直视下切除偏曲部分，为鼻中隔软骨、鼻小柱的复位提供基础（图 4-26）。

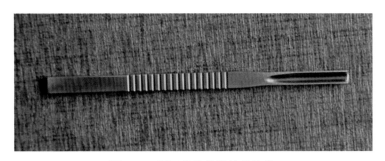

图 4-26　用于截除前鼻棘的骨凿

第五节　相关移植物的使用

在鼻中隔软骨调整到中线或预期位置后，对于东亚人来说，最常见的手术流程是鼻中隔撑开、延伸等移植物的使用，为鼻长度、鼻尖突出度和鼻小柱基底位置等调整奠定基础。该区移植物主要包含以下种类。

一、撑开移植物

撑开移植物（spreader grafts）通常为一对长条形软骨移植物（有时可单独使用一条），放置并固定于鼻中隔软骨鼻背侧与上外侧软骨之间的黏 – 软骨膜下的"囊袋"中（图 4-27）。其应用范围是：①各种原因所致内瓣角狭小，需恢复或保持鼻内气道通畅；②鼻背偏斜，需矫正鼻中隔偏曲，改善鼻背美学曲线；③驼峰截除后，中部穹隆上外侧软骨部呈现倒 V 形畸形，需重建、闭合开放的中部穹隆顶部；④鼻背两侧轻度不对称。

　　具体应用时，根据手术目的的不同，移植物长度和形状的设计可适当变化：①驼峰鼻及歪鼻纠正时，骨性穹隆呈"屋顶样"开放畸形，其鼻背侧开放程度有时可达近鼻根处，需使用长度直达鼻骨下端或稍上方，下方则与鼻中隔前角平齐的较长撑开移植物，厚度 2mm 左右；②鼻中隔软骨偏曲矫正时，也可将两侧的厚度调整，使一侧更厚，另一侧更薄，或者仅仅使用单侧的移植，通过缝合使中隔保持正中位；③移植物尾端可超过鼻中隔前角，以延长鼻长度或增加鼻尖突出度（参见鼻中隔延伸移植物）。

　　按前述黏膜剥离、移植物设计等操作完成后，先应用 5-0 PDS 线将撑开移植物与鼻中隔软骨以水平褥式缝合的方式固定数针，再将上外侧鼻软骨开放段与"鼻中隔 - 撑开移植物"复合体缝合到一起，推荐使用 8 字缝合，可使鼻背更为圆滑，并保持顶端的角度（图 4-28）。缝合固定时，勿打结过紧，以避免移植物中间的鼻中隔部分因过度压迫，出现营养障碍，导致软化或部分吸收。

　　根据"同物相剂"原则，鼻中隔软骨是此移植物的最佳材料，尤其在鼻中隔偏曲畸形纠正时，可利用切取偏曲中隔软骨的弯曲方向和缝线的张力，达到最佳的整复效果。肋软骨作为移植物时，一般取其核心的髓质部分，当特殊情况需使用皮质部分时，可根据其可能发生扭曲的方向进行调整，并通过缝合进一步矫正。耳软骨则因材质较软，应用的范围较窄。

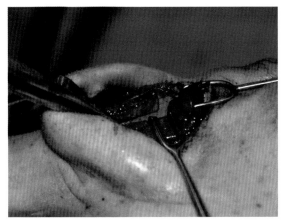

图 4-27　撑开移植物

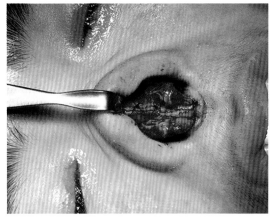

图 4-28　上外侧鼻软骨与"鼻中隔 - 撑开移植物"复合体之间的 8 字缝合

二、鼻中隔延伸移植物

　　鼻中隔延伸移植物（septal extension grafts，SEG）可用于控制鼻尖的突出度、支撑、形状、旋转和位置，尤其是对鼻尖的位置和旋转控制最佳，是东亚人鼻整形手术中最为重要的移植物之一：短鼻畸形中，可提供坚强的中线下推力量；长鼻畸形时，可保证术后的鼻尖突出度；歪鼻畸形时，通过不同类型的移植，可使术后的中隔尾端保持在正中位置（图 4-29）。

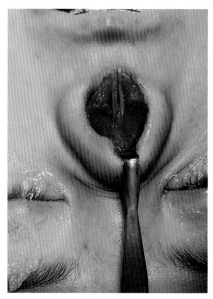

图 4-29　厚度不对称的延伸型鼻中隔撑开移植物

　　根据应用范围的不同，该移植物大致可分为三种：第一种与撑开移植物类似，但长度进一步向下延伸，在起到撑开移植物作用的同时，可延长鼻中隔的尾端，称为延伸型鼻中隔撑开移植物（extended spreader grafts，ESG）（图 4-30）；第二种是一对板条形移植物，成对角状固定于鼻中隔软骨的鼻背侧 – 尾侧端连接处，与鼻尖小叶复合体结合，称为鼻中隔板条形移植物（septal batten grafts，SBG），目前，常见于双侧耳软骨的移植使用（图 4-31）；第三种是附着于鼻中隔尾端下方或鼻中隔后角处的延伸移植物，称为鼻中隔尾端延伸移植物（caudal extension grafts，CEG）（图 4-32），可用于纠正鼻小柱退缩、鼻唇角过小，有时兼具鼻小柱支撑移植的作用（中隔软骨需处于居中位置）。上述三种移植物的本质均是膜性鼻中隔的软骨化，可单独使用，亦可联合使用或衍生成类似移植物（图 4-33，图 4-34），如鼻中隔前、后角处的延伸，实质上是前角的延伸型撑开移植物和后角的尾端延伸移植物联合；延伸型撑开移植物与尾侧缘下方的尾端延伸移植物联合（2+1、2+2）；延伸型撑开移植物、后角的尾端延伸移植物和尾侧缘下方的尾端延伸移植物联合（4+1、4+2）等。

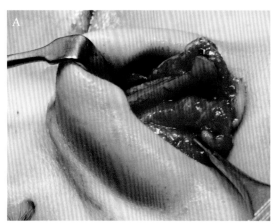

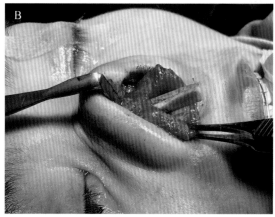

图 4-30　延伸型鼻中隔撑开移植物

A. 单侧；B. 双侧

移植物的缝合固定对于保持其恰当的位置相当重要，推荐使用 5-0PDS 线。ESG 在鼻中隔前角的上方缝合可参见撑开移植物，尾端需与下外侧软骨的内侧脚、鼻中隔尾端移植物或鼻小柱支撑移植物等缝合，获得理想的鼻尖位置、角度和高度；SBG 缝合于鼻中隔时，根据三点决定一个平面的原理，至少应缝合三针且形成一个三角形，以稳定、保持移植物的位置；CEG 一般采用水平 8 字缝合保持正中，必要时可应用小片软骨通过褥式缝合固定于移植物和中隔软骨侧面，增加其稳定性和支撑力。

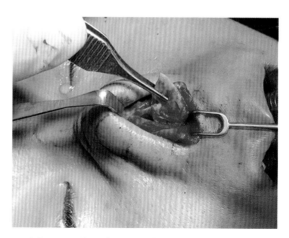

图 4-31　常用鼻中隔板条形移植物（耳软骨）

鼻中隔软骨是此移植物的最佳来源，因为此类移植物所起的作用本身就是鼻中隔应对鼻尖起的作用，它有足够的强度，且是近位移植，容易成活。当中隔软骨量不足时，也可用耳软骨或肋软骨来替代。但耳软骨的强度不足，使用时要使凹面相对并缝合固定；肋软骨偏硬，且易扭曲变形，需注意预防移植物造成的术后偏斜（曲）。

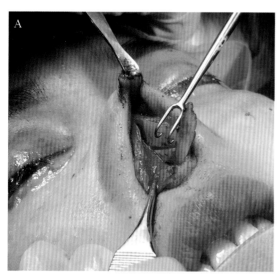
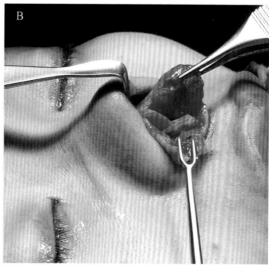

图 4-32　鼻中隔尾端延伸移植物

A. 特殊类型的中隔尾端延伸；B. 后脚处延伸

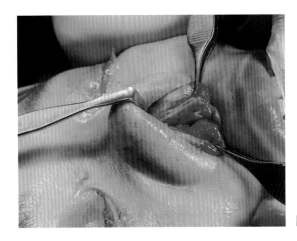

图 4-33　鼻中隔前、后角处的延伸移植物

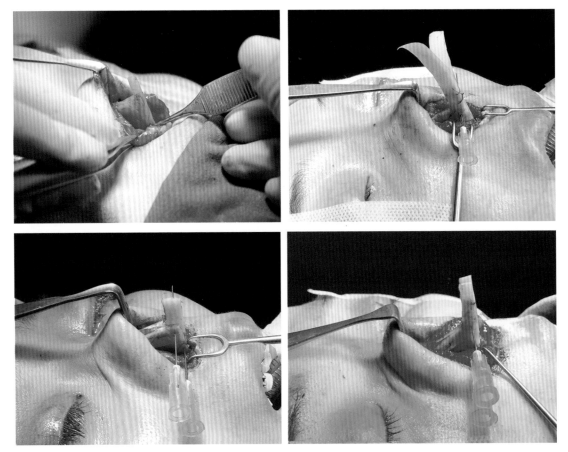

图 4-34　特殊类型的鼻中隔延伸移植物

第5章

中部穹隆区域相关手术操作

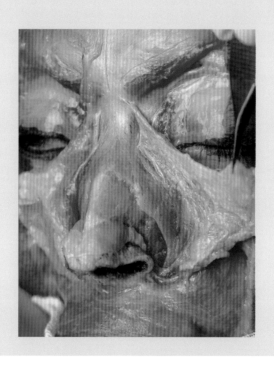

中部穹隆区是由拱顶区骨性结构、上外侧软骨及其后方鼻中隔部分所构成。该区存在两处特殊的解剖构架：其一，是骨性鼻锥与软骨性鼻锥间紧密、重叠连接所形成的拱顶区；其二，是上外侧软骨与中隔软骨在鼻背部融合后构成的一个整体结构。深刻理解上述解剖结构特征，是熟练掌握该区相关手术操作、预防和矫正因解剖结构变化所致继发畸形的先决条件。本章将基于相关应用解剖分析，从手术理念、手术流程及操作细节等方面，详细介绍驼峰鼻畸形治疗理念和术式、术中继发畸形处理和中部穹隆侧壁区域凹陷矫正等。

第一节　应用解剖学分析

中部穹隆由拱顶区骨性结构、上外侧软骨（upper lateral cartilages，ULC）及其后方鼻中隔部分构成，位于外鼻中 1/3 部。其软骨性成分可视为近似三角形的左、右两块上外侧软骨在中线处，与中隔软骨结合为单一的、无缝隙结构的解剖整体，是构成外鼻中部穹隆的基础（图 5-1）。上外侧软骨头侧缘伸出一定距离至鼻骨、上颌骨额突复合体的尾端和下方，并通过致密的纤维结缔组织连接（骨膜和软骨膜的融合）构成拱顶区。国人解剖学数据统计，该区中线处骨 – 软骨重叠距离最多（8.25 ± 2.10mm），两侧重叠较少，且变化范围较大（图 5-2）。中部穹隆的解剖学意义在于：①它的组成结构从头侧到尾侧存在巨大的解剖差异；②拱顶区结构起到稳定软骨性鼻锥的作用；③对驼峰鼻畸形及其矫正术中继发畸形的手术理念、术式等起着重要的指导作用。

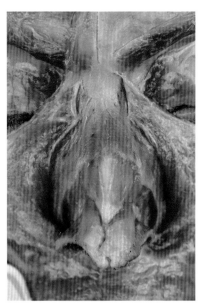

图 5-1　中部穹隆支架结构

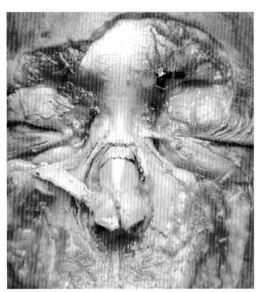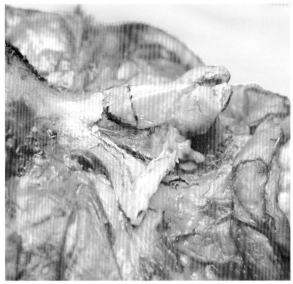

图 5-2　新鲜尸体标本外鼻解剖所示

去除中部穹隆的骨性外侧壁，中线处重叠距离为最多，左、右两侧重叠逐渐减少

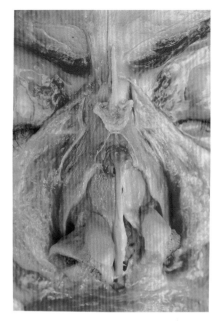

驼峰鼻畸形是以鼻部支架结构不同程度凸起为主要特征的结构性异常，其最突出位置一般位于拱顶区，因此，该症状的手术处理直接关系到软骨性鼻锥的稳定性。从胚胎学角度来讲，鼻子的生长来自于鼻中隔软骨前、后方向的扩张，而非鼻骨本身的生长。从解剖学角度来讲，Palhazi 等指出，拱顶区鼻骨是覆盖于软骨性穹隆上一个薄的骨帽，拱顶区突起的本质是"骨帽"，而非骨性的驼峰（图 5-3）。因此，驼峰鼻突起的主要结构成分是中隔软骨和筛骨垂直板（少量），其表面的"骨帽"结构则是次要成分，而非通常所认为的骨性驼峰。上述这些论点提供了驼峰鼻矫正手术理念和方式的解剖学依据：先去除骨性驼峰（骨帽）以显露出其下方更大范围的软骨性驼峰，从而使驼峰的去除更精确。与欧美人种相比，国人的鼻骨短小，发育的厚度相对较

图 5-3 拱顶区"骨帽"结构

薄，行驼峰鼻整形术时，更应注意勿将鼻骨去除过多，以保留足够的外鼻支撑力，避免形成继发鞍鼻畸形和丧失美学效果的鼻背外观。

拱顶区鼻缝点处软骨性鼻锥的横截面为 T 形，接近中隔前角处缩窄为 I 形，中段处的横截面为 Y 形（图 5-4）。由此可以分析出，中部穹隆鼻背的宽度与中隔软骨背部和上外侧软骨背部的融合宽度直接相关，且呈现逐渐缩窄的外观，这是外鼻鼻背下半部宽度的解剖学基础（图 5-5），对软骨性驼峰去除及其术中继发畸形修复、通气功能恢复和鼻背假体雕刻等手术操作均有指导意义。

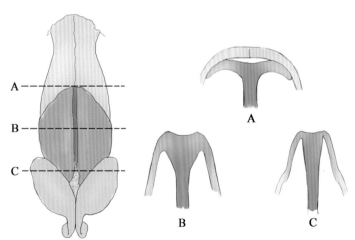

图 5-4 中部穹隆软骨性鼻锥自上而下的断面形态示意图

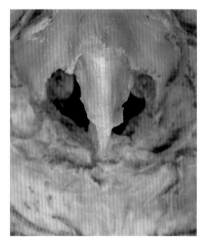

图 5-5 中部穹隆软骨性鼻锥的背部形态及宽度变化

第二节　驼峰区相关手术操作

一、驼峰去除术

自开放入路鼻整形在国内开展以来，对于驼峰鼻的处理，大多数医师是沿用西方传统的截除方式矫正：首先，在鼻背侧分离上外侧软骨与中隔软骨，用手术刀切除多余的中隔软骨背侧，再用带保护头的骨凿降低骨－软骨性鼻背，最后，骨锉进一步锉磨鼻背润色（图 5-6）。但是，基于国人鼻解剖中驼峰突出程度、上下端范围均较西方人小的结构特点，该手术方式对截除量把控不够精准的缺点可能会被放大，造成截除支架结构过多，出现影响鼻部外形和结构不稳定的并发症。此外，该操作也有可能造成上、下两种组织结构（骨－软骨结构）的不连续外观，需再次调整，才能恢复鼻背的理想弧度。因此，国人鼻部解剖特点并不适合该手术方式。

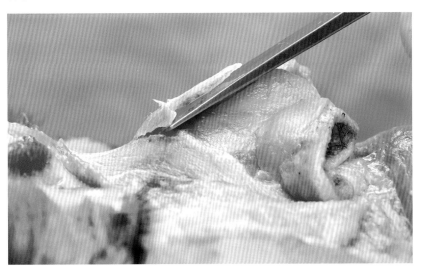

图 5-6　传统驼峰去除模式

Daniel 曾提出分离式驼峰去除（split hump reduction）技术：先磨除骨组织，然后分离双侧上外侧软骨背侧，进行中隔软骨背侧的消减。显然，这类方法拱顶区结构破坏较少，驼峰去除量更精确，且能渐进性分级去除和反复评估，符合国人鼻部结构的解剖特点，且易于掌握，值得推荐。

具体操作上，先行骨性鼻背上骨膜层的分离，再应用不同规格的骨锉锉掉骨性驼峰（锉刀比骨凿易控制），使软骨穹隆保持完整并暴露（图 5-7）；然后，双侧中隔软骨黏软骨膜下分离隧道并离断上外侧软骨与中隔软骨背侧的连接（图 5-8），将超过骨性鼻背轮廓的中隔软骨部分用手术刀或剪刀切除，以达到鼻背理想的轮廓线（图 5-9）。同时，避免双侧上外侧软骨去除，预防倒 V 畸形和通气功能障碍，也可以选择性用作折叠的软骨片矫正相关继发畸形。

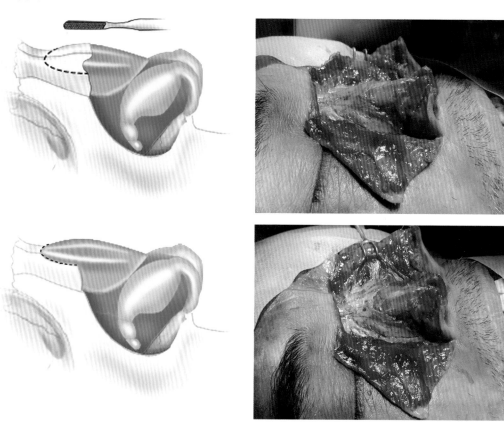

图 5-7　驼峰结构中的骨帽去除

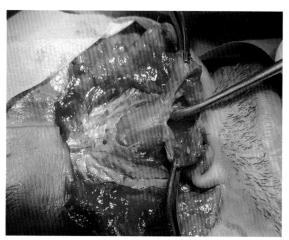
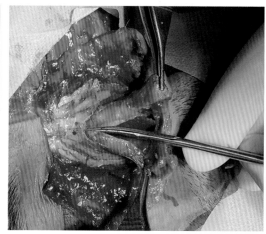

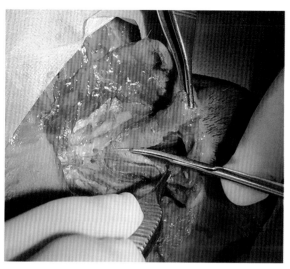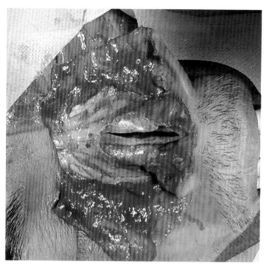

图 5-8　双侧上外侧软骨与中隔软骨背侧的分离

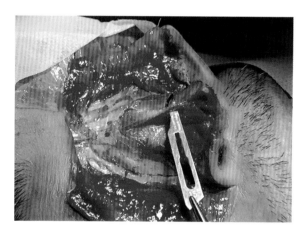

图 5-9　多余的背侧中隔软骨消减

此外，尚有一些手术细节需注意：①选用锋利的、齿纹区与治疗区域相仿的骨锉（图 5-10），粗锉仅在回拉时有效，用以去除骨性驼峰，细锉可以来回移动，用以磨平粗糙骨表面；②尽可能在直视下磨除"骨帽"，以精确地控制磨骨量；③初始磨除量宁少勿多，并重新覆盖软组织，以评估去除量是否得当（此操作可反复进行）；④手动磨骨难以进行精细的磨除，且可能产生较重周边组织损伤时，可根据情况选用小型电动磨钻处理；⑤术中鼻背支架的消减，不能涉及上外侧软骨的消减和损伤，且消减时，勿过分提拉已分离的鼻背皮肤软组织，避免因上外侧软骨因素造成去除量不准确及相应并发症。

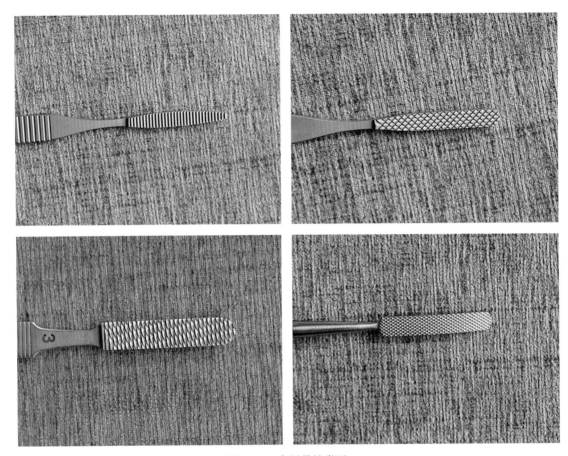

图 5-10　常用骨锉类型

二、术中继发畸形处理

软骨－骨驼峰去除后，应修剪拱顶区残留的骨、软骨，以避免鼻背不规则畸形。同时，对暂时形成的、不同程度的"开放样屋顶"畸形（图 5-11）、倒 V 畸形（图 5-12）及上外侧软骨区塌陷畸形等继发症状进行处理，避免术后感染概率增加、鼻背支撑力降低、鼻背宽度缩窄及通气功能障碍等并发症。其针对性的相关处理包括：骨性鼻锥内、外侧截骨，撑开移植物的使用等。

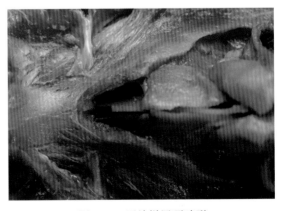

图 5-11　开放样屋顶畸形

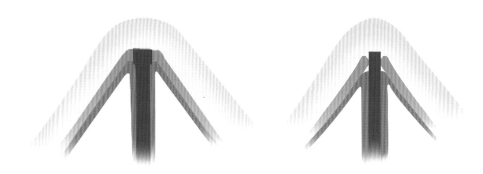

图 5-12　倒 V 畸形

　　进行内、外侧截骨的目的是为了在消除驼峰后，能够实现侧骨壁的中线方向移动，以关闭"开放样屋顶畸形"，避免鼻背皮肤软组织与黏膜直接接触，并缩窄宽鼻。通常行内侧的外倾式截骨和外侧的低到低截骨（详见第 7 章）。

　　此外，驼峰去除后，鼻中隔软骨背侧上段由宽的 T 形转变为窄的 I 形，导致软骨性穹隆背部构架永久性破坏，形成倒 V 畸形，甚至上外侧软骨可能呈现向内塌陷的畸形。治疗方式上，主要分为撑开移植物和扩展软骨瓣应用两种。前者的适应证主要为：①少量中隔软骨背侧消减（≤ 0.3cm）；②显著的鼻背侧不对称；③大多数修复手术；④术前存在软骨性穹隆狭窄；⑤软骨性穹隆长、鼻骨短；⑥骨性穹隆去除的范围较长；⑦无须截骨关闭"开放样屋顶畸形"时。后者适应证包括：①大量的中隔软骨背侧消减，且骨性穹隆去除的范围较短；②鼻背无不对称外观；③中隔软骨背侧无需移植物加强支撑、明显改善宽度时。

　　采用撑开移植物进行中部穹隆重建时，在功能方面，可撑开鼻瓣角，预防、治疗通气障碍，支撑鼻背轮廓，防止中部穹隆塌陷、倒 V 畸形；在美观方面，重建鼻中隔软骨背侧宽大的 T 形外观，达到理想的背部宽度，矫正中部穹隆不对称。该移植物的设计参数通常为厚度 1.5～4mm（取决于狭窄和不对称），高度 2～3mm，长度 15～25mm（视具体使用情况而定，可单独撑开移植物，也可设计为延伸型鼻中隔撑开移植物）。在具体操作中，分离撑开移植物植入囊袋时，除鼻中隔两侧的黏软骨膜分离外，还应特别重视双侧上外侧软骨鼻腔面黏软骨膜的分离，否则，移植物植入后会减小鼻瓣角，影响通气功能（详见第 9 章）。移植时，撑开移植物头侧端应抵达驼峰去除区后方，为避免背侧移植物移位，用两根 25G 长针头贯穿两侧移植物和中间的中隔软骨固定。通常情况下，首先用 5-0 PDS 缝合撑开移植物和中隔软骨（三层），选用水平褥式或连续贯穿缝合的方式。然后，应用 8 字缝合技术依次贯穿 ULC、撑开移植物、中隔软骨和对侧撑开移植物、ULC，关闭中部穹隆的开放区域（图 5-13，图 5-14）。

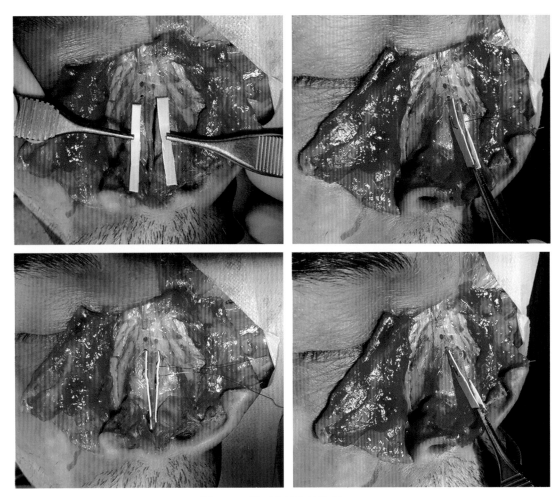

图 5-13　撑开移植物的使用

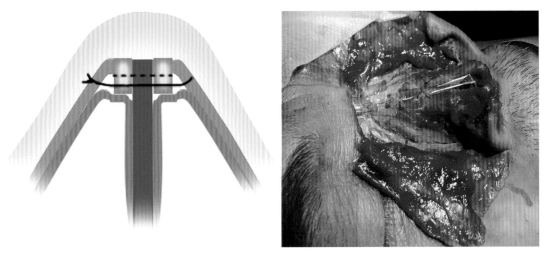

图 5-14　缝线穿过中线的五层结构

　　如遇上外侧软骨背侧剩余量过多、移植物材料不充足及鼻背无不对称外观等情况，可以应用扩展软骨瓣法：将分离的上外侧软骨的内侧部分向中线翻转折叠，并缝合到中隔软骨，在 ULC 上产生向外的扩展力，起到与撑开移植物类似的作用。具体操作（图 5-15）为：①软组织分离时，软骨穹隆应向外侧分离得更广泛，便于上外侧软骨的全长分离、折叠；②磨除"骨帽"后，显露完整的软骨性鼻锥；③在中隔双侧和上外侧软骨鼻腔面建立相应的黏软骨膜隧道；④ ULC 内侧全长与中隔软骨分离；⑤从软骨性驼峰起始点到骨性穹隆止点，用剪刀将中隔软骨背侧多余部分去除；⑥将 ULC 折叠至所需宽度（当 ULC 较硬时，需在缝合前沿褶皱切开 ULC 至黏软骨膜层），应用 25G 长针头暂时固定在中隔软骨上；⑦应用 5-0 PDS 由上至下依次缝合，完成中部穹隆畸形的矫正。此外，在执行扩展软骨瓣操作时，会有一些特殊情况：①如果在靠近鼻瓣角的位置组织量不足，可加用小的软骨移植物；②在严重不对称的情况下，可采用扩展软骨瓣和撑开移植物组合应用方式；③骨性穹隆去除范围较短时，扩展软骨瓣可在骨穹隆的高处缝合，并完全关闭开放的屋顶样畸形，从而无需进行骨性鼻锥的截骨操作。

　　在预防鼻整形术后内瓣角减小方面，上述两种方法已被证明同样有效。但是，根据国人鼻部解剖特征及驼峰去除量较少的特点，一般选择使用撑开移植物矫正畸形。如果术中遇不确定因素，且有足够的软骨移植物可用，需选择使用撑开移植物，而不要强行使用扩展软骨瓣法。

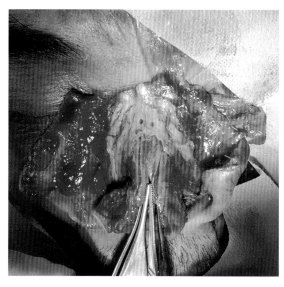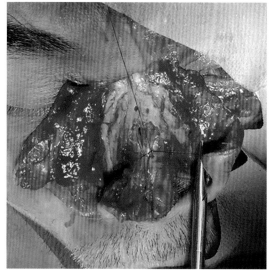

图 5-15　扩展软骨瓣的使用

　　倒 V 畸形还可能出现两种严重的情况：①上外侧软骨较中隔背部过度去除；②截骨后骨性鼻锥过度向后移位（塌陷）。第一种致畸因素最常见的原因是：将上外侧软骨背部由中隔软骨分离或鼻背部复合切除后，鼻背分离腔隙置入大力牵拉的拉钩，过多地提升皮肤软组织，而上外侧软骨随之向前大量移位，其中线部分远高于中隔软骨，按照此时鼻中隔软骨与上外侧软骨的相对高度进行修剪，造成撤除拉钩牵拉后，上外侧软骨背部向后移位，低于中隔软骨背部，导致发生倒 V 畸形。而正确操作应该是轻微向前牵拉被覆软组织，判断上外侧软骨背部与中隔背部的关系，以防过度切除上外侧软骨背部。第二种致畸因素则多是联合作用的结果：广泛分离鼻骨侧壁的软组织，骨性外侧壁松解过度，截骨线下方的黏膜撕脱，发生骨性外侧壁塌陷。其基底"坠入"鼻前庭，随着鼻骨后陷，与其附着的上外侧软骨也向后移位，使得中隔背部凸出。中隔背部独自形成鼻背，与后陷的骨性外侧壁和上外侧软骨形成由鼻孔顶端至鼻根的倒 V 畸形。治疗时，需将鼻骨背部重新悬吊于筛骨垂直板背部或者中隔背部，矫正所有向后移位的鼻骨背部。

第三节　中部穹隆侧壁凹陷矫正

　　中部穹隆侧壁凹陷多见于先天性畸形（如唇裂继发鼻畸形）、侧壁结构的医源性损伤和创伤等情况。因结构上邻近拱顶区，且发育、创伤等因素可能导致中隔结构偏斜。所以，此类畸形治疗的术前及术中，需评估、判断是单纯的侧壁凹陷，还是伴发有包括中隔偏斜在内的中部穹隆整体偏曲。

　　对于整个中部穹隆偏曲的矫正，需将鼻中隔软骨与上外侧软骨分离，重新排列鼻部支架，使其居于中线，然后根据侧壁情况，对仍凹陷的侧壁部位应用移植物进行修正。而对于单纯的中部穹隆侧壁凹陷，且无通气功能障碍，仅要求美容性质改善的患者，应避免采用在鼻中隔软骨上过多地分离上外侧软骨的上述方式，否则，可能造成软骨支架支撑力下降及内鼻瓣医源性损伤。实际上，此类症状单纯采用移植物矫正，即可达到外观改善的手术目的。

　　鼻侧壁移植物（dorsal sidewall onlay graft）通常放置于外鼻侧壁，位于上外侧软骨和 / 或骨性侧壁表面，其形状、大小、厚薄依据不同的畸形情况而定，起到矫正鼻背外侧局部凹陷或视觉不对称的作用，尤其在掩饰中部穹隆塌陷时最为常用（图 5-16）。

　　具体操作时，推荐使用耳软骨或大块软骨的残留部分，且软骨移植物应被压碎，尤其是移植物要置于骨面时（以防因骨性基底的刚性特征，造成移植物易被摸到或看到）。如使用脱细胞异体真皮，自体筋膜或较薄的膨体聚四氟乙烯补片，需着重防止移植物出现皱褶，影响最终外形。移植区准备好后，可用 30G 针头先行固定放置移植物，再行缝合固定。术毕时，胶布粘贴完毕后再拔除针头。

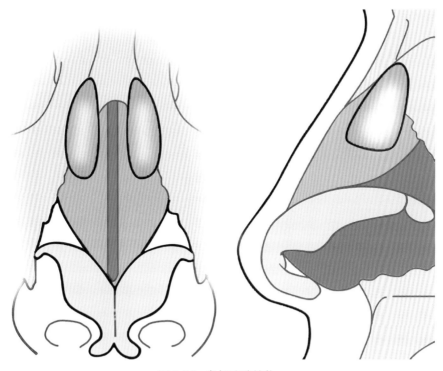

图 5-16　鼻侧壁移植物

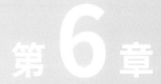

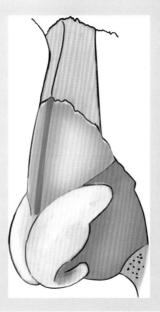

下外侧软骨及其周边结构相关手术操作

鼻下端 1/3，尤其是鼻小叶的位置和形态，主要受其深部支架结构（下外侧软骨尺寸及相关连结组织）和皮肤软组织的影响。其中，下外侧软骨的整体前移和 / 或下移是东亚人鼻整形手术的关键操作，它能改变鼻小柱上唇角，提供相对"剩余"的中线皮肤，从而减轻鼻尖抬高、延长后的张力，同时，也为鼻尖的进一步调整提供了空间。此外，鼻中隔软骨（尺寸、位置）、上外侧软骨（尺寸、连接方式）、前鼻棘、周边肌肉和纤维结缔组织的张力及方向也都在一定程度上影响着其形态和位置。因此，该区域的解剖 – 美学分析、解剖学诊断都较为复杂，手术操作亦种类繁多。本章将阐述该部位系统的相关美学分析、解剖学诊断，列举被多数医生所接受和认同的鼻尖部软骨缝合技术和移植物类型，并进行移植物使用原则、常用移植物局限性及"仿生学"移植物的探讨。

第一节　应用解剖学分析

一、下外侧软骨及其周边连接组织

（一）下外侧软骨

下外侧软骨左、右各一，呈马蹄形，可分为内侧脚、中间脚和外侧脚三部分。两侧内侧脚为构成鼻小柱的支架，两侧中间脚构成鼻尖的穹隆部和下小叶，外侧脚构成鼻尖上小叶的正面部分，共同构成鼻尖外观的基础支架结构（图 6-1）。

内侧脚分为足踏板段和小柱段（图 6-2）。鼻小柱基底的宽度主要由足踏板段向两侧伸展的长度、其间疏松结缔组织及走行肌肉的量决定。内侧脚头侧，尤其是足踏板段与鼻中隔尾端的紧密结合，是构成鼻尖支撑结构最主要成分之一（图 6-3），但国人足踏板与中隔连接方式多非此形态，连接组织也并不致密（图 6-4）。因此，该连接位置的加强或重建是获得接近正常鼻尖支撑解剖结构的一个重要途径。鼻小柱段的长度决定可视（前）鼻孔的长度，并且直接影响鼻孔部分与鼻尖下小叶间的比例关系。

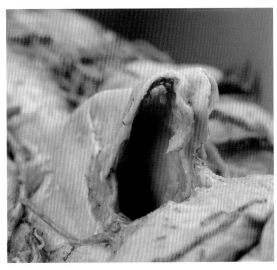

图 6-1　下外侧软骨外观

内侧脚通过轻度蜷曲的中间脚过渡到较大的外侧脚部分

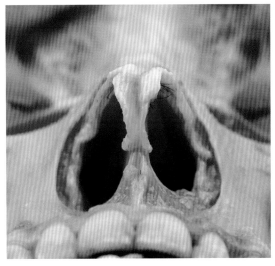

图 6-2　鼻底位观，内侧脚和中间脚形态

内侧脚在朝向中间脚穹隆段走行过程中，逐渐向头侧和向前轻微的扭曲、卷曲，在小柱段切线与小叶段之间形成不同程度的倾角（侧面观）（图 6-5），形成中间脚小叶段，并呈

不同程度的分离（底位观）（图 6-6）。穹隆段由内侧膝延伸至外侧膝形成，可分为凹、平、凸三种不同形态，形成一个长度和角度可变的过渡部分，是鼻尖轮廓的基本结构。内膝与外膝共同撑开固定着软组织三角区，不但对鼻孔的形态和对称性、鼻翼缘 – 鼻小柱关系具有重要的手术学意义，对鼻孔在不同情况下产生形变也起着决定作用。因此，术中应避免在软三角区设计切口线，以防产生局部鼻翼缘的切迹，影响术后的整体效果。

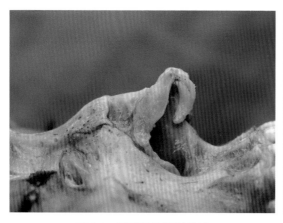

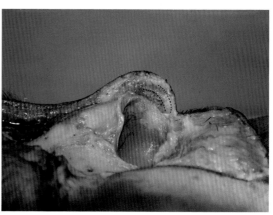

图 6-3　新鲜尸体解剖显示

图 6-4　国人足踏板头侧与中隔尾端常见的连接形式

内侧脚足踏板与中隔尾侧缘的关系，这是鼻尖支撑的重要结构之一

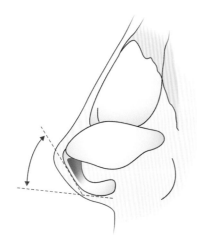

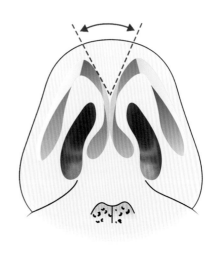

图 6-5　下外侧软骨侧面观

图 6-6　中间脚小叶段过度分离，是鼻尖部宽

普遍存在明显的角度转折，标志着内侧脚向中间脚的过渡　度增大的结构基础

外侧脚的起始处是中间脚与外侧脚的分界——鼻顶连接线，其通常位于鼻中隔前角之前。当外侧脚向侧面延伸后，在上、下方向逐渐变宽，其尾侧缘基本平行于鼻孔边缘，而后在接近鼻翼长度 1/3 ~ 1/2 处逐渐远离鼻翼缘，斜向上朝向梨状孔走行，该段的鼻翼缘缺

少有效的软骨支撑，是鼻翼缘退缩的常见位置（图 6-7）。从外观上看，在鼻尖部皮肤软组织厚度适当的情况下，精致鼻尖的结构基础包括凸出的穹隆段和随后过渡为凹陷或平坦的外侧脚段两部分。

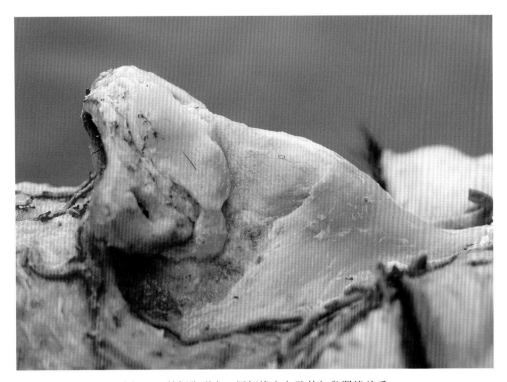

图 6-7　外侧脚形态、尾侧缘走向及其与鼻翼缘关系

（二）连接组织

下外侧软骨由韧带（脚间韧带、穹隆间韧带）固定成一个整体，通过纤维组织（或韧带）、肌肉与上外侧软骨、中隔软骨呈弹性附着，使鼻尖悬浮并保持位置稳定，且具有一定程度的活动度。其中，两侧下外侧软骨之间的韧带和上、下外侧软骨之间的韧带，为鼻尖的形态、位置和轮廓提供了重要的支撑力。

1. 内侧　下外侧软骨之间的重要韧带包括穹隆间韧带、脚间韧带（图 3-22，图 3-31）。开放入路鼻整形通常会将穹隆间韧带、脚间韧带等软组织连接打开，使下外侧软骨在该区域获得充分的松解。

2. 上缘　上外侧软骨与下外侧软骨外侧脚之间的区域称为卷轴区。区域内软骨结合形态多变，可有籽软骨存在的情况，并借致密结缔组织相连，称为卷轴区纵向韧带（图 6-8）。此类连接方式使得鼻尖具有一定的弹性、活动性和柔韧性，允许鼻孔扩张和收缩，并可承受一定范围内的外力。手术中，当沿软骨膜层面分离上、下外侧软骨时可清晰地显露此韧带，外侧脚头侧松解技术是该区纵向韧带的打断，使下外侧软骨能够充分地向尾端延伸，是鼻延长和矫正鼻翼缘退缩的基础操作（图 6-9）。

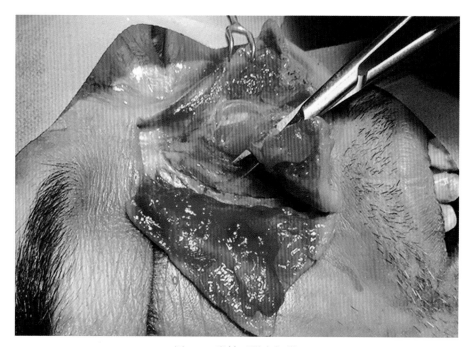

图 6-8　卷轴区纵向韧带

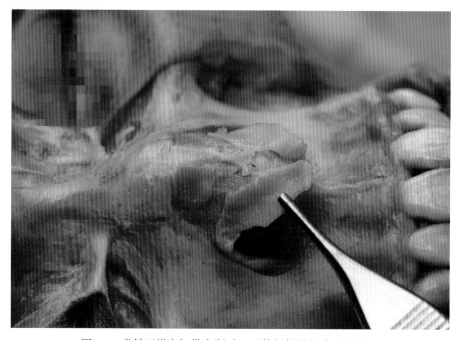

图 6-9　卷轴区纵向韧带离断后，下外侧软骨的移动性增强

3. 外侧　在梨状孔边缘、上外侧软骨及下外侧软骨外侧脚之间，存在一个骨膜与软骨膜相融合的宽大韧带，Rohrich 等称其为梨状韧带，其间可包含有籽软骨（图 6-10）。梨状韧带可能是韧带蜕化后的膜性组织延续于梨状孔周骨质的骨膜及附属软骨的软骨膜，有一定稳固该区域黏膜层作用。

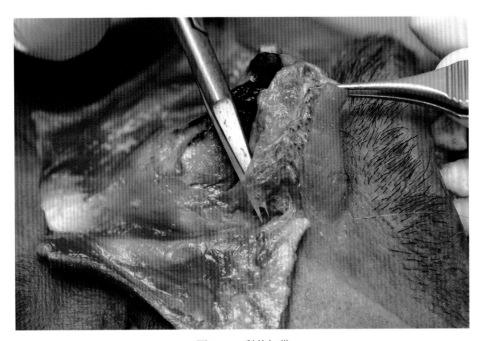

图 6-10　梨状韧带

外入路鼻整形术中，上述韧带一般会被分离、破坏。为了获得良好的手术效果，被破坏的连接组织都需重建：鼻小柱支撑移植或内侧脚间缝合是重建脚间韧带的内侧脚段；穹隆间缝合相当于重建穹隆间韧带；外侧脚跨越缝合技术、穹隆后移植物和外侧脚跨越移植物则相当于重建脚间韧带的中间脚和外侧脚部分；上 – 下外侧软骨之间的移植物虽然少用，但亦可认为是重建卷轴区。

二、鼻尖部皮肤软组织

鼻尖部皮肤外观，皮肤（真皮层）、皮脂腺组织及皮下软组织等结构的厚度均存在明显的个体差异，除对鼻尖外观影响较大外，还对鼻整形术的愈后效果有较大作用（图 6-11）。因此，鼻尖部皮肤软组织状况是术前评估的重要内容。

首先，鼻尖部皮肤外观会影响鼻部的整体形态和美感（图 6-12），需根据情况行复合水杨酸、点阵激光或磨削等治疗。

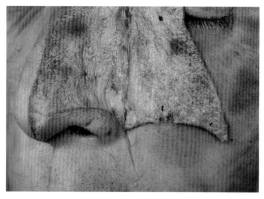
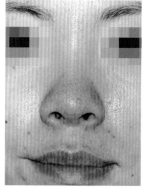
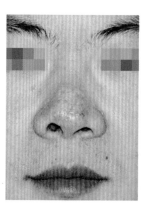

图 6-11　新鲜尸体鼻尖部（厚皮肤）剖开示：丰富的皮脂腺组织

图 6-12　鼻尖部皮肤毛孔粗大、凹陷性瘢痕外观

其次，对于鼻尖部皮肤较厚的患者，可在术前使用复合水杨酸、羟基酸、维生素 A 酸类和磨削等预处理方式来缩小皮脂腺组织、减小皮肤的厚度。而对于皮下软组织较厚的患者，通常采用术中削薄组织厚度的逆向翻转筋膜瓣技术：常规软骨膜上分离，然后将鼻尖上区及外侧脚区域的肥厚软组织从头侧剪开，将部分筋膜（注意保护和减少血管损伤）进行分离并逆向（向下）翻转，可起到减容、改善鼻尖上区软组织与支架贴服、覆盖鼻尖移植物、增高鼻尖和增加鼻尖下小叶区饱满度等效果。此外，对于皮脂腺分泌旺盛的患者，可于术后 1 个月左右，在皮肤科医生指导下行异维 A 酸类药物治疗 1～3 个月（警惕该药物的禁忌证及用药注意事项，关注肝功能、血脂等指标，并随访观察调整药物剂量），以控制鼻尖部皮肤中皮脂腺的活性，减少皮脂腺的分泌，缩小皮脂腺组织，并可选用相关激光治疗，共同改善鼻尖部外观。

对于特殊的"酒渣鼻"发作期、鼻部脂溢性皮炎病变和重度痤疮等皮脂腺活跃、局部感染的患者（图 6-13），需先行皮肤科专科治疗，待症状稳定后再根据情况行鼻部手术。

厚皮肤和含有丰富皮脂腺组织的患者术后水肿较重且持续时间长，皮肤与支架结构的贴合过程较缓慢，皮肤不易回缩，瘢痕（尤其在鼻尖部和鼻尖上区）较明显，但此类患者支架结构可承受更大的侵入性调整；薄皮肤和较少皮下组织的患者术后恢复快，水肿轻且时间短，皮肤回缩快，更容易展现鼻部精细化外观，但不易掩盖术后支架结构的不对称，易出现移植物边缘显形。国人鼻整形手术患者中，鼻尖皮

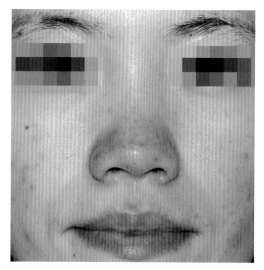

图 6-13　酒渣鼻外观
通常需术前、术后行皮肤科治疗

肤软组织肥厚的比例较高。有时，为了突出鼻部结构的轮廓，适当保守地切除部分鼻尖或鼻尖上区皮下组织，可以促进厚皮肤与支架结构更好的贴附。但术中勿过度对鼻尖软组织"修薄"，以试图改善鼻尖轮廓，该操作不但会损害鼻尖皮肤的血运，还可增加皮肤真皮层与深面支架结构粘连的面积，从而导致相关继发畸形及远期皮肤软组织萎缩。

三、下外侧软骨解剖学诊断

下外侧软骨的解剖学诊断是鼻整形中最关键的技能之一。国人的下外侧软骨具体形态变异较大，且多不存在明确的解剖体表标志（图 6-14）。因此，按照下外侧软骨的分段划分方法进行多个角度大致观察、检查和分析，得出诊断，为手术方案的设计和手术流程的合理安排提供参考（图 6-15）。

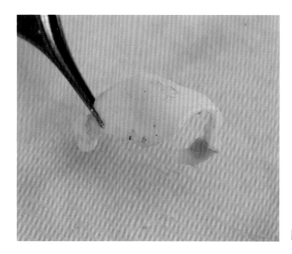

图 6-14　下外侧软骨无明确分界标志

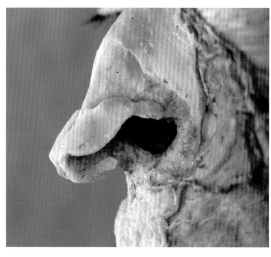
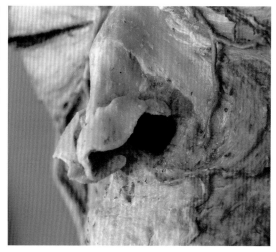

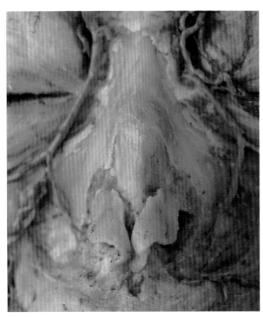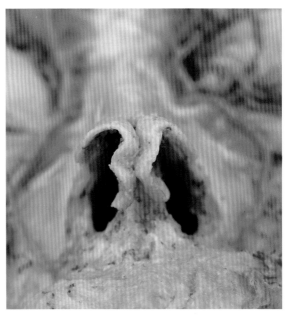

图 6-15　分析下外侧软骨解剖形态需要从四个位置（侧面、斜面、正面和底面）进行

侧位观，主要的诊断内容包括：①明确鼻尖表现点位置，通过触压的方式感知其下所对应的下外侧软骨穹隆位置、支撑及回弹力度，并判断其与中隔软骨前角的大致落差；②明确鼻尖表现点与鼻背线的关系；③鼻尖下小叶评估，通过触诊方式明确下外侧软骨小叶段宽度、内侧膝发育程度、下小叶区皮肤软组织厚度及小柱 – 小叶角等情况；④鼻小柱的位置、形态判断内侧脚小柱段的宽度及其与中隔软骨尾侧缘的关系；⑤明确鼻小柱基底位置，判断位置是否合适以及异常情况下的影响因素；⑥触压感知和判断下外侧软骨外侧脚的宽度、突度及凹陷度等及其与鼻翼缘之间的关系。

斜位观，主要的诊断内容包括：①鼻尖表现点；②外侧脚宽度、突度、凹陷度及其与中间脚的过渡等，判断其与上外侧软骨之间关系的分型及重叠程度；③软三角区形态及其与穹隆段内、外侧膝之间的关系；④外侧脚附件软骨段形态及其可能对手术产生的影响（图 6-16 ~ 图 6-18 ）。

正位观，主要的诊断内容包括：①鼻尖表现点宽度；②中间脚穹隆段间距及形态；③中间脚穹隆段与外侧脚过渡区域的软骨形态、突出度；④外侧脚的尺寸、形态及其长轴与中线的夹角（图 6-19 ）。

底位观，主要的诊断内容包括（图 6-20 ~ 图 6-22 ）：①鼻尖下小叶 – 鼻小柱比例（图 1-38 ），内侧脚长度情况等；②鼻小柱基底（内侧脚足踏板）对称度（图 1-32 ）；③内侧脚小柱段状况：是否居中、宽度、尾侧缘外张情况等；④中间脚小叶段分离角度、长度；⑤观察中间脚穹隆段间距、形态等。

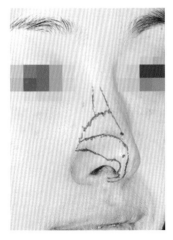 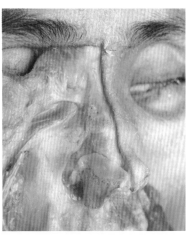 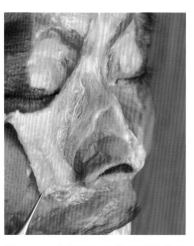

图 6-16　由下外侧软骨穹隆所形成的鼻尖表现点（红色点标记），以及其头侧的鼻中隔前角体表标志点

图 6-17　鼻尖表现点（左）及其对应的下外侧软骨位置（右）

图 6-18　外侧脚与其外侧附件软骨连接处的"铰链"样凹陷解剖特征影响外侧脚的走行方向，并在外鼻侧面的鼻翼上方区域表现为深的下陷或浅窝，亦可能突入鼻腔，对通气功能产生影响

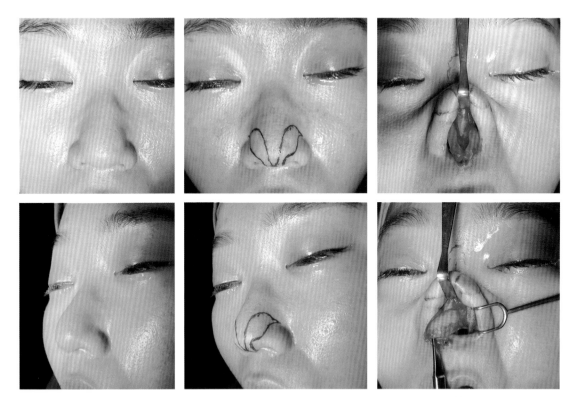

图 6-19　下外侧软骨外侧脚宽大，头 - 尾方向凸度较大，以及上、下外侧软骨之间卷轴样叠加关系是导致鼻下 1/3 端宽大的解剖学基础

137

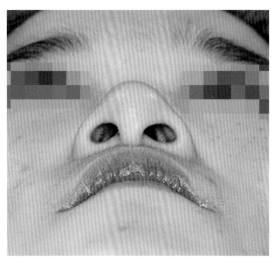
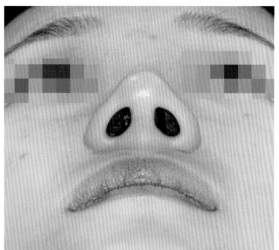

图 6-20　短，薄弱的内侧脚（A）是导致鼻尖突出度不足的结构性原因；恰当的内侧脚、中间脚长度、轮廓和位置，以及小叶 – 小柱比例（B）

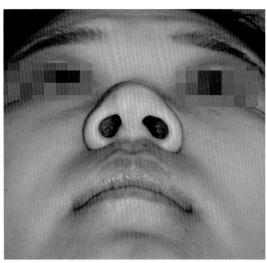
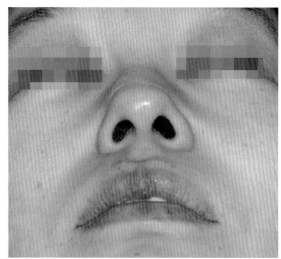

图 6-21　过度分离的中间脚小叶段导致鼻尖下小叶分裂外观，以及鼻尖表现点过宽

图 6-22　下外侧软骨尺寸较大且凸出、穹隆间距过大，导致盒状鼻尖外观

第二节　外侧脚头端切除

　　下外侧软骨外侧脚头端部分切除可缩小头 – 尾方向的尺度，降低下外侧软骨形变的对抗力，使得鼻尖形态调整时，应用较小的缝合和固定力度即可达到手术目的，且不引起中

间脚、外侧脚正常解剖结构的过分变形。其适用范围较广泛：进一步松解上、下外侧软骨之间的紧密连接，为下外侧软骨最大限度地下移、前拉提供可能；从结构上消减鼻尖上小叶的宽度、突度等。由于切除外侧脚头端可改变鼻翼复合体的支撑力与形态，且影响鼻尖与鼻其他结构的相互关系，因此，外侧脚头端塑形或切除宜于在鼻尖塑形阶段之前完成。

设计切除线时，应设计为下凸的弧线，以避免外侧脚绷直后，与上外侧软骨形成畸形连接方式。此外，注意在达到手术目的情况下，尽可能最小限度地去除外侧脚头端。具体设计过程分为三个阶段：①于外侧脚最宽处设计 6 ~ 8mm 的保留宽度；②向穹隆段延续，逐渐缩窄切除宽度，并终止于穹隆段之前，避免影响鼻尖表现点（鼻尖突出度）的呈现；③向外侧脚尾侧端延续，逐渐缩窄，保留 6 ~ 8mm 宽度。该设计方案既能对侧壁和鼻翼缘维持足够的支撑力，又能避免因过大的术中死腔，而造成术后积液、瘢痕机化及挛缩，还能使剩余软骨在随后的缝合操作中更容易达成目标。

操作时，先于下外侧软骨与鼻腔黏膜之间注射含有肾上腺素的生理盐水（1∶200 000）或局部麻醉液（图 6-23），以减少术中出血。然后，软骨镊夹持一侧穹隆并向内侧牵拉，以绷紧外侧脚，一般从外侧脚与附件软骨的连接处开始，手术刀倾斜状沿设计线向内切开软骨至黏膜层，终止于鼻顶连接线附近。大部分情况下，作者采用保留头侧软骨条的方法，在该处仅仅切开软骨，并不移除头端切开的软骨条，使得头端部分轻微垂向内侧。在外侧脚纵向宽大或外凸明显等情况下，可以完整去除外侧脚头端软骨（图 6-24），并把其用于下外侧软骨中间脚的加强移植，进而增高美化鼻尖表现点（图 6-25）。部分情况下可与尾端剩余软骨条重叠缝合，保留卷轴区纵向韧带，以防止残存死腔可能导致的潜在鼻翼缘退缩风险，并在一定程度上预防移植物从该处薄弱位置穿出进入鼻腔内。

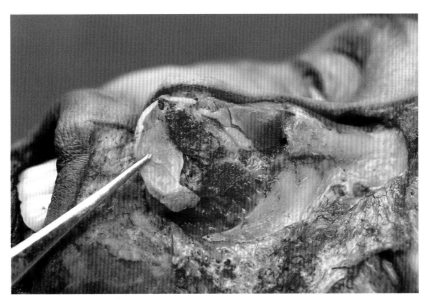

图 6-23　外侧脚黏膜面动脉血供丰富，相关操作前应注射含有肾上腺素的生理盐水或局麻药

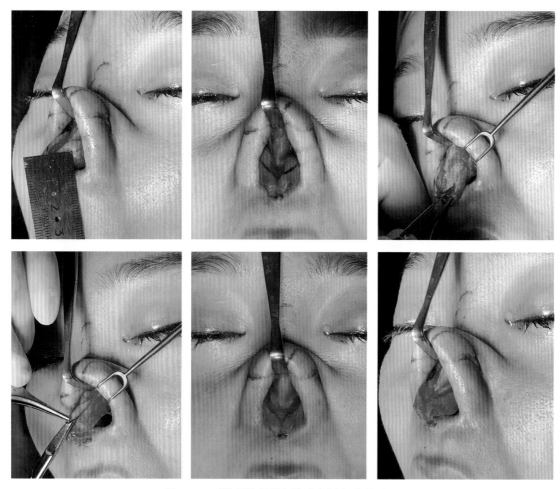

图 6-24　下外侧软骨外侧脚头侧端切除的过程

外侧脚头侧端切除常见的错误是设计线过于偏向外侧。穹隆点外侧 13 ~ 15mm 之外的外侧脚头端很少形成明显的肥大，过度切除此处外侧的软骨，会削弱保留软骨条支撑力，引起外侧明显的凹陷，或头端挛缩导致鼻翼缘切迹及内鼻瓣塌陷。

外侧脚头端去除有以下禁忌证：①外侧脚显著凹陷；②严重的头端移位；③外侧脚尺寸过小；④外侧脚薄弱。

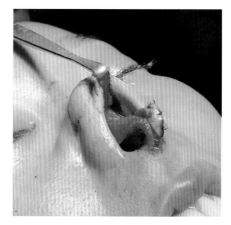

图 6-25　外侧脚头侧端切除的软骨用于加强中间脚的支撑力量

第三节 内侧脚相关操作

一、内侧脚相关缝合操作

（一）内侧脚缝合

内侧脚缝合（medial crural suture）是在两侧内侧脚内面进行连接、固定的操作。根据缝合方式、作用的差别，大致可分为三类：①内侧脚头侧端固定缝合；②内侧脚尾端外展控制缝合；③联合鼻小柱支撑移植物（或鼻中隔延伸移植物）缝合（详见本节下文中关于移植物的阐述）。

内侧脚头侧端固定缝合是两侧内侧脚头侧缘之间的环状缝合，是关于内侧脚的一项基础操作。根据进针点的不同，可用于调控穹隆间距、内侧脚向中间脚延伸的转折角度、内侧脚或中间脚的外展程度，以及穹隆的垂直高度等。操作时，嘱助手将在两侧穹隆下方（尤其是双侧穹隆高度不对称时）置一个 8～12mm 的双齿拉钩，并向前提拉到预期的等高位置，一般在内侧脚最前方附近，使用 5–0 PDS 线从缝合点的头侧入路或将内侧脚向外翻转后的脚间进针，注意缝合打结的力度，并观察上述调控部位的变化（图 6-26），之后，可根据具体情况追加固定缝合针数或尾端外展缝合。对于多数行鼻整形术的东亚人来说，内侧脚发育不佳或修复手术等因素限制了该缝合技术的应用范围，多数情况下，需要联合鼻小柱支撑移植物（或鼻中隔延伸移植物）进行缝合操作。

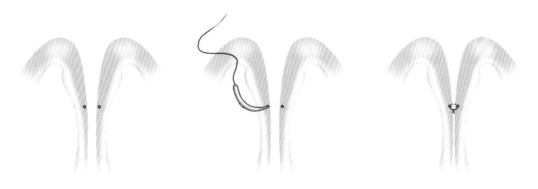

图 6-26 内侧脚头侧端固定缝合

内侧脚尾端外展控制缝合是在两内侧脚的内面进行的水平褥式缝合（图 6-27），以减轻内侧脚、中间脚外展程度及鼻小柱宽度，调整鼻小柱侧面形态，矫正内侧脚或中间脚的不对称，巩固稳定内侧脚之间的支撑移植物，以及增加鼻小柱的支撑力等。操作时，通常在至少距离内侧脚尾缘头侧 2～3mm 处进行，以防彻底消除正常的解剖外展形态。应用 5-0 PDS 线从一侧内侧脚下方入针，由上方穿出，但不穿透鼻前庭衬里，然后，再由对侧内侧脚上方进针，于下方穿出，在软骨表面打一个外科结，并在缝线逐渐收紧时，仔细观察尾端外展或鼻小柱宽度减少程度，若达到缩窄的预期效果时，固定并缝合。外展控制缝合通常晚于内侧脚头侧端固定缝合的实施，但两者均早于外侧脚和中间脚的相关缝合操作，以避免造成中间脚与内侧脚之间的相互影响。

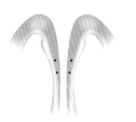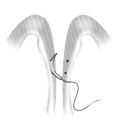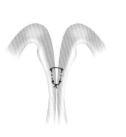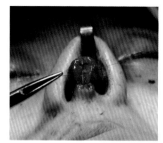

图 6-27　内侧脚尾端外展控制缝合

（二）内侧脚—鼻中隔（或中隔延伸移植物）缝合

内侧脚 – 鼻中隔（或中隔延伸移植物）缝合（columellar-septal suture）是将内侧脚和鼻中隔（中隔延伸移植物）固定在一起的操作。通过调整内侧脚与鼻中隔的重叠程度与重叠位置，可增加或减少鼻尖的突出度，纠正鼻小柱悬垂、鼻唇角过钝等。

如果将内侧脚或足踏板与鼻中隔前部靠尾侧后方位置缝合固定，可增加鼻尖的突出度（1～2mm），使下外侧软骨向头侧旋转，并改善鼻小柱悬垂外观，也可将此操作视为伤口愈合期的一种临时支撑。执行此缝合时，一般选用 5-0/4-0 PDS 穿过一侧内侧脚（或足踏板）后，走行到鼻中隔软骨前角附近并贯穿软骨缝合两针（增加稳定性），再从另一侧内侧脚对称的位置穿出，缝线打结于内侧脚间（图 6-28）。如果此缝合之前未行穹隆间缝合加固，可能会出现穹隆间距加宽、内侧脚尾端外展明显等现象，为减少或避免此类术中继发症状，应在内侧脚的中间部分进行外展控制缝合矫正，同时，该内侧脚间缝合还可进一步使鼻尖突出度增加。开放入路情况下，此操作在操控性、便捷性和术后效果等方面优于内入路鼻整形下的同样操作。

如果缝线位于内侧脚前方和鼻中隔尾部靠近中角或后角处，可减少鼻尖突出，减小鼻唇角和缩窄穹隆间距。手术操作与上述方式一致。

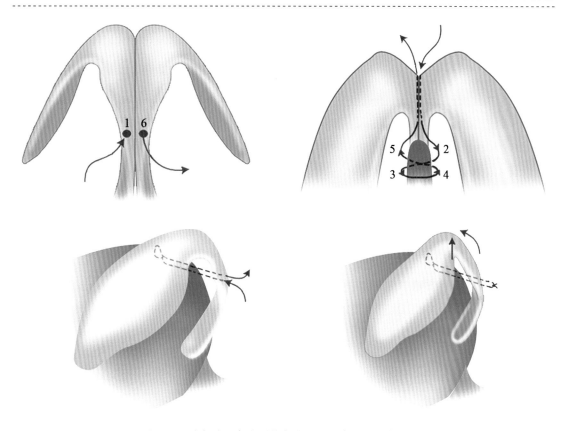

图 6-28　内侧脚 - 鼻中隔前角之间的缝合方式示意图

二、内侧脚相关移植物操作

在三脚架理论体系中，鼻小柱支撑移植物（columellar strut）加强或重建下外侧软骨内侧脚，可为鼻尖突出度提供有力的支撑，是鼻整形手术中一类重要的移植物。除此之外，鼻小柱支撑移植物可改善鼻小柱 – 小叶角、鼻小柱 – 上唇角的位置和角度，延长鼻中隔尾端，将内侧及中间脚推向尾侧，矫正鼻小柱退缩等。

鼻小柱支撑移植物一般设计制备为长 15～20mm、宽 3～5m、厚 1.5～2mm。当需要形成明显的鼻小柱 – 小叶或要改变鼻小柱 – 上唇角时，也可使用有角度的软骨片，但不主张支架结构的鼻小柱 – 小叶角大于 45°。此外，移植物与内侧脚固定后，其后端需和前鼻棘之间保留 2～3mm 厚的软组织垫或空隙，使移植物在鼻棘上方能随唇部运动而有一定幅度的活动，此即称为固定悬浮式（fixed floating）鼻小柱支撑移植物的原因。

具体操作时，将支撑移植物与中隔延伸移植物固定，或单独放置于内侧脚之间，推荐先用 25G 的长针头将其贯穿固定到正确位置，观察鼻小柱位于正中且无扭曲后，用 5-0PDS 线将移植物选择合适的方法进行缝合固定：与鼻前庭皮肤或内侧脚行贯穿缝合，与内侧脚头侧端行固定缝合，以及与内侧脚尾端行褥式缝合。综合比较，移植物联合内侧脚尾端外展控制缝合的方式有较多优势：移植物与内侧脚的固定更牢靠，并能预防因软骨间相互作用而发生移植物向下位移的情况；有效控制移植物位于内侧脚尾侧缘头侧，避免术后显形；有效控制内侧脚尾缘因移植物的使用而外展，防止发生鼻小柱变宽等继发症状；调控内侧脚的不对称；避免鼻腔两侧的贯穿缝合及其可能产生的感染等并发症。因此，作者推荐此类缝合固定支撑移植物：以小柱–小叶转折点附近的穿刺针头穿刺点为中心，先行一侧内侧脚内面上前后方向的进针、出针，缝针行走于软骨与前庭皮肤之间，随后紧邻固定针穿刺点，将缝线穿过支撑移植物，再跨越对侧内侧脚上固定针的穿刺点缝合，最后，在支撑移植物尾缘的表面打结固定，防止支撑移植物尾端外凸移位，破坏鼻小柱形态（图6-29）。此后，可根据情况，继续行1～2针此类缝合，以稳固鼻小柱支撑移植物。

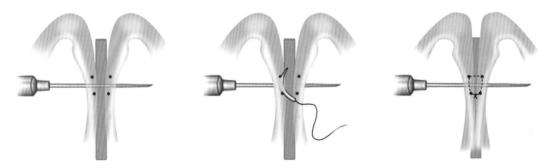

图6-29　鼻小柱支撑移植物（固定悬浮式）及其缝合方式示意图

　　支撑移植物缝合完成后，需修剪其前端多余的软骨，一般以低于穹隆部约2mm为标准，而非高于软骨穹隆部，避免其与鼻尖软组织或其他鼻尖移植物直接接触，在术后出对应的畸形外观。

　　鼻中隔软骨和肋软骨均适合作为该移植物材料，耳软骨则因强度问题，需要用双层对合的方式处理。

第四节　中间脚相关操作

一、中间脚软骨缝合操作

（一）穹隆贯穿缝合

穹隆贯穿缝合（domal spanning suture，DSS）是横跨中间脚、外侧脚，在鼻前庭黏膜之上穿经软骨进行的水平褥式缝合。为鼻整形中最常见的缝合方法之一（图 6-30）。通常用于控制外侧脚和中间脚间的角度，改善穹隆轮廓，降低穹隆外侧附近的软骨突起，增加鼻小柱 – 小叶角和穹隆表现点的旋转。

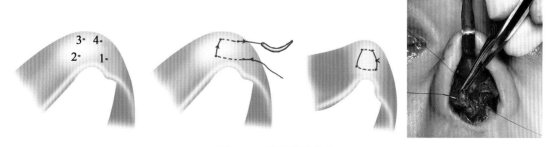

图 6-30　穹隆贯穿缝合

缝合前，应先确定置入 DSS 的最佳位点（需注意内侧脚和外侧脚位于不同头尾平面这一特点）和穹隆部的大致矫正形态：根据每一病例软骨脚的内在特征，用精细的有齿镊夹持穹隆区，在中间脚和外侧脚上内、外移动镊尖，并用镊子（或缝线）在上述施力位点用不同的镊子夹持力度（或缝线收紧程度）进行操作，同时，观察外侧脚的位置变化及对中间脚和鼻小柱 – 小叶角的协同效应等影响，以获得最佳的手术效果和最小的继发不良改变。

当确定形成穹隆适宜形态及凸度的施力位点后，使用 5–0PDS 线进行水平褥式缝合，其形状趋近于多边形而不是平行四边形。缝合时，头 – 尾侧方向上，如果过于靠近穹隆头侧，则会出现外侧脚向头向旋转；若位置过于偏向尾端穿过中间脚及外侧脚，缝线收紧时，软骨的尾侧比头侧更为缩窄，导致切口缝合后，可能形成鼻孔顶端尖锐状外观及软三角区域变形（如露鼻孔）。此外，缝合位置还有内外方向上的变化：若较正常穹隆贯穿缝合位置靠外，即外侧脚窃取（lateral crural steal，LCS）缝合，是通过相似的水平褥式缝合将部分外侧脚转化成中间脚的操作，这种缝合虽可在一定程度上增加鼻尖突出度，但需警惕不可窃取过多，否则会出现过度的鼻尖头侧旋转和下小叶变长等风险；若较正常穹隆贯穿缝合位置靠内，即中间脚窃取（middle crural steal，MCS）缝合，本质上讲，是缝合位置向内侧膝移动 2 ~ 5mm，缩短中间脚长度，降低鼻尖突出度，延长外侧脚长度的操作。需注意术中打结力度，若过度收紧 DSS 会使穹隆过窄，内侧脚与中间脚之间的转折角度变直的牵拉力越大，导致鼻前庭隐窝消失，可能形成穹隆下方的前庭区压迫性阻塞，并减小鼻小柱 – 小叶角。因此，DSS 置入位点应偏头端穿过软骨并避免过度收紧。

手术顺序方面，通常在内侧脚已得到充分支撑后，再进行该操作，以达到穹隆部重新定位和塑形（包括中间脚、外侧脚窃取的结果）、鼻尖缩窄、鼻尖突出增加、穹隆间距减少，以及外侧脚凸度变小、内移等效果。此外，在大多数两侧穹隆高度不一致的病例中，应首先矫正突度不足的穹隆，因为最低突起侧所能达到的突度，是决定对侧穹隆处置方案的限制因素。

（二）穹隆间缝合

穹隆间缝合（domal equalization suture）一般指两侧穹隆间的"八字"或环状缝合（图 6-31）。通常适用于穹隆弯曲弧度较理想，但两侧分开较多，以及两侧穹隆轻度不对称的情况。缝合后，出现鼻尖被收窄，对称度提高的结果，但可能导致鼻小叶的长度和体积增加。与贯穿穹隆缝合相比，这种缝合方法拉拢穹隆的程度更大，但对穹隆缩窄的作用较小。

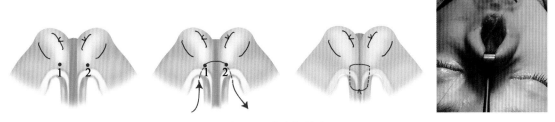

图 6-31　穹隆间缝合

操作时，应用 5-0PDS 线从左侧穹隆头侧缘下方入针，穹隆段上方距头侧缘 1.5～2.5mm 处出针，然后于右侧穹隆段对称点入针，之后与左侧头侧缘下方出针，至两侧软骨穹隆达到合适位置后打紧线结，在形成新的鼻尖表现点的同时产生向穹隆部尾侧缘位移。

该缝合位置不同，结果会有很大差异：在穹隆头侧边缘缝合时，外侧脚会轻微地向头侧中央移动，术后的外观表现为鼻翼沟的内收和加深，以及鼻尖缩窄较明显；在穹隆中央部缝合时，不伴有外侧脚旋转，可拉拢穹隆间距和调节两侧穹隆高低，术后外观主要是鼻尖表现点间距的缩短及对称；在穹隆的尾侧缘缝合时，外侧脚会向尾部旋转，术后外观表现为鼻翼沟外扩、变浅，鼻翼缘下推；缝线放置于穹隆内侧面时，会减少外侧脚的凸度，并缩小穹隆弯曲的弧度，轻度抬高鼻尖。

（三）中间脚缝合

中间脚缝合（middle crural suture）是在内侧脚上方位置穿越膝状弯曲的缝合，水平、前后方向的水平褥式缝合均可，一般选择 5-0 PDS 缝线，线结置于脚间位置（图 6-32）。与内侧脚缝合相比，这一缝合结果引起更明显的穹隆间距减少，增加鼻尖下小叶体积和鼻尖突出度。但是，该操作亦可能导致鼻小柱过度缩窄，故应在小柱段获得良好固定支撑之后进行，或者选择将其与鼻小柱支撑移植物缝合在一起，既增加支撑力，又能防止鼻小柱缩窄。此外，也可将两侧的穹隆贯穿缝线的预留线头打结固定，形成特殊的中间脚缝合（图 6-33）。

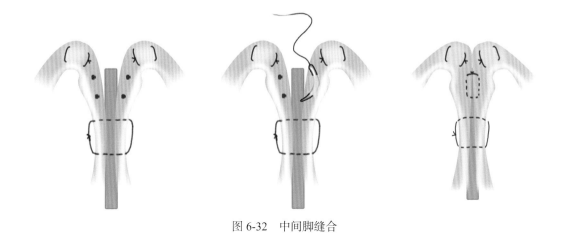

图 6-32　中间脚缝合

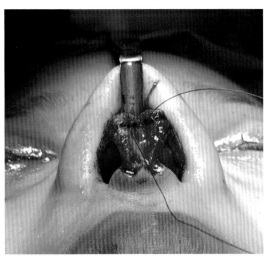
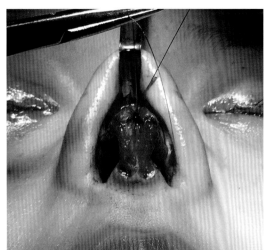
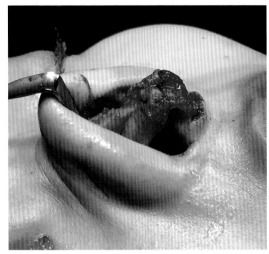
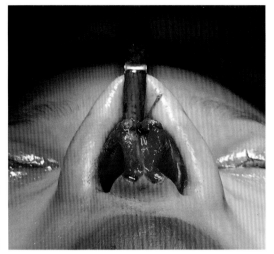

图 6-33　特殊的中间脚缝合

二、中间脚移植物操作

（一）盾形移植物

盾形移植物（shield graft）是放置于鼻尖下小叶区的一类移植物统称，其形状并不统一，在长度、宽窄、层数等方面均有变化（图 6-34A）。开放入路操作时，要将其缝合、固定在下外侧软骨中间脚和内侧脚的尾侧边缘。

盾形移植物的顶端宽度依据所期望的鼻尖表现点间距而定，长度则依据使用的目的而定：如为增加鼻尖突出度，应使用较长的移植物，有时为防止移植物向头侧移位，也可在鼻尖穹隆表面加用一块小的软骨作为衬垫来增加其稳定性（图 6-34B）；如为增加鼻尖下小叶的丰满度，则使用较短的移植物。多层的盾形移植物则主要为增加鼻长度。

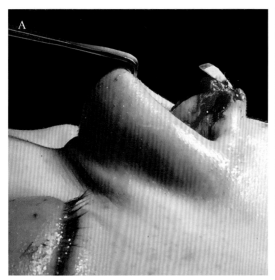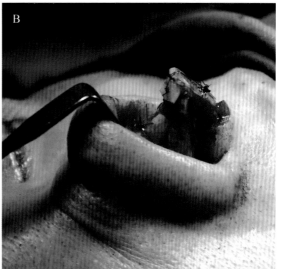

图 6-34　盾形移植物、衬垫移植物

鼻中隔软骨、肋软骨、耳软骨均可作为此移植物的使用材料，其边缘不可过于锐利，需要被打薄或轻度压碎使之更柔软，更不易显形，使用耳软骨时还需注意合理利用耳的曲度。此外，一般需要在移植物表面覆盖一块软组织（筋膜、软骨膜或脱细胞异体真皮）来柔化边缘。

（二）鼻尖盖板移植物

鼻尖盖板移植物（onlay tip graft）是放置于解剖穹隆前方的单层或多层软骨片。开放入路操作时，被缝合、固定于穹隆顶，其具体尺寸、形态等需根据具体情况雕刻（图 6-35）。鼻尖盖板移植物具有少量增加鼻尖突出度、掩饰鼻尖不规则外观等作用，但只是加强鼻尖，无法替代下外侧软骨自身的作用及外形，并且需要在下外侧软骨得到充分加强或重建后使用。

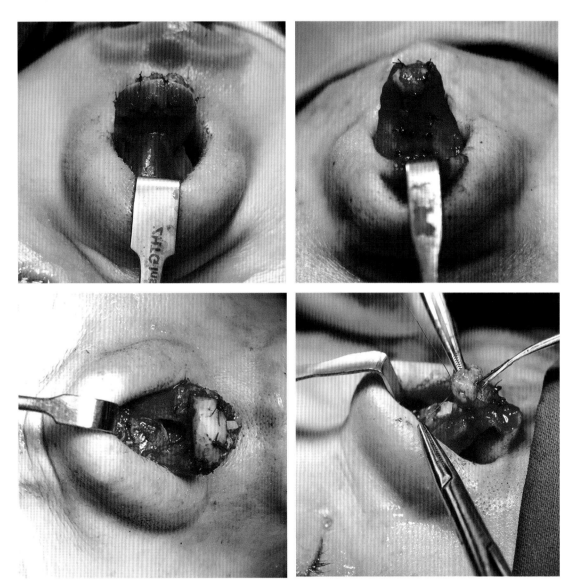

图 6-35　多种形式的鼻尖盖板移植物

　　鼻中隔软骨、肋软骨、耳软骨均可作为此移植物的使用材料，其边缘必须被做成斜面或压碎以防止术后显形。利用耳软骨做此移植物时，多选用耳甲软骨（形状多为椭圆形），使用时应注意充分利用耳甲的固有曲度。此外，同样需要在移植物表面覆盖一块软组织（筋膜、软骨膜或脱细胞异体真皮）来柔化边缘。

第五节　外侧脚相关操作

一、外侧脚相关软骨缝合

（一）外侧脚跨越缝合

外侧脚跨越缝合（lateral crural spanning suture）是置于穹隆头侧、外侧脚内侧的水平褥式缝合（图 6-36）。通常置于一侧外侧脚的中三分之一，横跨鼻背尾侧到对侧外侧脚，穿过软骨并做一水平褥式缝合，结打在鼻背正中位置上方，使外侧脚沿其纵轴向内旋转。此缝合的结果是鼻延长，穹隆间距缩窄（鼻尖缩小），鼻尖上区缩窄和鼻翼沟内移；缝合越靠近穹隆前方，对穹隆间距的作用越大，鼻延长作用越小，鼻翼沟内移较少，鼻孔外露概率较小；缝合越靠近头侧，鼻延长作用越大，穹隆间距影响较小，鼻翼沟内移较多，鼻孔出现外露概率越大。

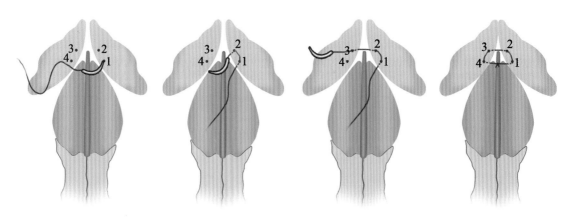

图 6-36　外侧脚跨越缝合示意图

操作时，推荐使用 5-0 PDS 线进行缝合，并在收紧缝线时，观察外侧脚的头 - 尾转折，以及沿其纵轴的任何旋转。为避免打结收紧的力量过度，可用无齿镊进行夹持、控制，检查前庭区，以确保外侧脚跨越缝合没有缝合过紧以及过度缩窄邻近内鼻瓣的前庭区。

这类环状缝合虽然简单，但可能会撕裂软骨，或者着力点过于集中，有引起外侧脚变形的潜在可能，需谨慎使用。

（二）外侧脚与上外侧软骨之间的缝合

彻底松解外侧脚之后，在外侧脚头侧与上外侧软骨尾端之间进行的水平褥式缝合

（图 6-37），其作用与缝线连接位置的不同而产生差异性结果：缩窄鼻尖，下推或上移下外侧软骨，使鼻尖向尾侧或头侧旋转。东亚人鼻整形术中常需的目标是，在合适的位置将下外侧的外侧脚与内下侧的上外侧软骨缝合，以获得明显缩窄并轻度延长鼻尖，使鼻尖向尾侧旋转等结果。注意缝线的结不可打得过紧，否则易出现夹捏畸形。

该技术也可以被看作是外侧脚跨越缝合的有效补充。例如，在双侧外侧脚显著凸起、不对称时，单纯外侧脚跨越缝合对于凸起明显的一侧外侧脚往往不能有效矫正，需要数个外侧脚与上外侧软骨之间的缝合进行补充调整，获得有效的鼻尖上小叶区形态改善、良好的外侧脚弧度和两侧的对称度等结果。

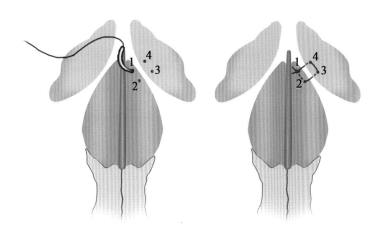

图 6-37　外侧脚与上外侧软骨之间的缝合

（三）外侧脚凸度控制缝合

外侧脚凸度控制缝合（lateral crural convexity suture）是置于外侧脚上的水平褥式缝合，通过缝合线的收紧程度控制外侧脚的凸度（图 6-38）。这一缝合在下外侧软骨相对薄弱的东方人鼻整形手术中并不常用，其主要目的是改变外侧脚的凸度，从视觉上缩小鼻尖的体积，并减轻鼻翼缘退缩。

A

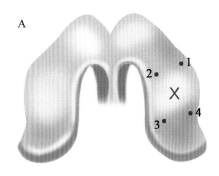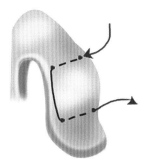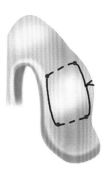

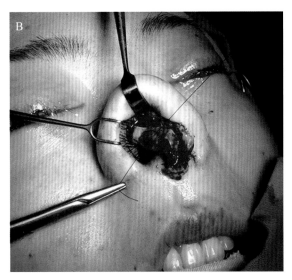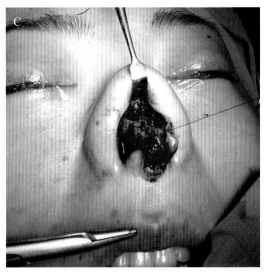

图 6-38　外侧脚凸度控制缝合（A，B）；多个凸度控制缝合的使用（C）

操作时，先在最高凸起点做标记，于其偏前方的外侧脚位置，呈垂直角度在软骨尾侧缘 1～2mm 处进针，距头侧 1～2mm 处出针，然后，跨域 6～8mm 的距离从头侧边缘到尾侧边缘进、出针，缝线逐渐收紧，直到外侧脚突起变平达到手术目的。缝合关键点是缝线必须始终从尾侧缘开始进针，缝线收紧程度不同，可能出现不同的结果：如果缝线目的仅是拉直外侧脚，则产生轻度的鼻尖前突和穹隆尾向旋转；若显著收紧缝线，则引起外侧脚凹陷，向鼻前庭突出，并可能导致鼻通气功能下降。此外，不要试图跨越较大距离对过于凸起的软骨进行缝合，而是应选择同一外侧脚重复进行多个突度控制缝合进行矫正。

二、外侧脚相关移植物操作

外侧脚相关移植物包括外侧脚外置移植物（lateral crural onlay graft）、外侧脚支撑移植物（lateral crural strut graft）、鼻翼轮廓移植物（alar contour graft）、外侧脚跨越移植物（lateral crural spanning graft）。

（一）外侧脚外置移植物

先将软骨移植物（长条状）放置并固定于下外侧软骨外侧脚表面，应用 5-0PDS 线对移植物与下外侧软骨行贯穿缝合、边缘缝合，进行加强或重建，再矫正因完整的下外侧软骨变形而出现的不规则轮廓，同时，还可改善前庭瓣的通气功能（图 6-39）。

移植材料一般采用鼻中隔软骨和肋软骨，耳软骨有时也可以使用。应当注意的是：移植物置于外侧脚浅面可能会在前部末端和边缘看到"台阶"样外观。因此，必须将移植物的边缘做成斜面，避免此现象出现。

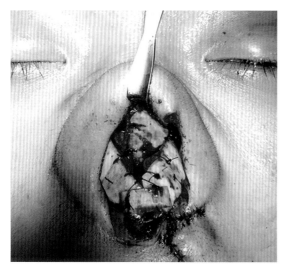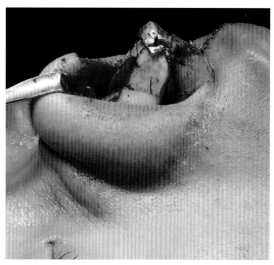

图 6-39 下外侧软骨外侧脚外置移植物

（二）外侧脚支撑移植物

将软骨移植物（长条形）放置于下外侧软骨外侧脚下方和前庭皮肤之间的组织间隙内，通过 5–0PDS 线贯穿缝合将其固定在外侧脚上，以加强和支撑外侧脚，主要用来矫正鼻翼环塌陷、鼻翼退缩，以及外侧脚的凸出、凹陷和异位等。

根据该移植物放置位置的不同，通常可分为两类：一类是放置于外侧脚、附件软骨下方的塑形移植物，用于加强外侧脚支撑力量、矫正外侧脚的凹陷或突出畸形等；另一类是移植物的内侧部分（较薄，以避免穹隆区域软骨形态扭曲），与下外侧软骨的下表面缝合，远端（较厚）置于外侧分离的鼻翼软组织间隙内，需注意此间隙应在鼻翼沟下方，以避免移植物外端显形，且越靠下方，鼻翼缘越容易被下推（图 6-40）。可根据患者要求、手术目的和术中具体情况，确定移植物尺寸、选择移植物类型和鼻翼小叶内囊袋的位置。

移植材料一般采用鼻中隔软骨和肋软骨，耳软骨因强度不足，难以胜任这种移植物的要求。

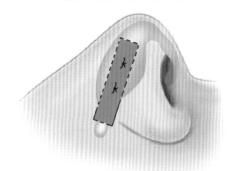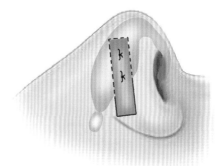

图 6-40 外侧脚支撑移植物常见植入形式示意图

（三）鼻翼轮廓移植物

此移植物主要适用于矫正（二期手术）或
预防（一期手术）鼻翼缘退缩或塌陷，以及轻
度夹捏畸形。当患者有明显的鼻翼瘢痕、前庭
皮肤缺失或外侧脚下部软骨缺失时，不适合使
用此类移植物。在用于纠正鼻翼缘退缩时，只
适合于轻度（1～2mm）退缩，中等以上退缩无
法用此移植物获得理想的矫正效果（图6-41）。

这种移植物一般长10～15mm，宽2～3mm，
一端可以做成锥形。通常鼻翼退缩得越严重，
移植物就需要越长和越宽。操作时，在距鼻翼

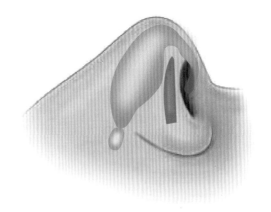

图6-41　鼻翼轮廓移植物示意图

缘头侧2～3mm分离一个囊袋，并依据尖端在前的原则植入软骨移植物。当需要矫正夹捏
畸形时，则应将分离范围更靠近前方鼻尖处，并越过夹捏位置。

（四）外侧脚跨越移植物

外侧脚跨越移植物，又称鼻翼扩展移植物，是
一种长条状、位于鼻尖上区外侧脚间的移植物，其
两侧尾端置于外侧脚与鼻前庭皮肤之间的皮下组织
间隙内，并在与外侧脚缝合固定后，能够将外侧脚
向侧面（向外）和/或将鼻尖向下旋转（图6-42）。

该移植物适应证广泛：鼻翼缘退缩或鼻翼缘切
迹或凹陷（鼻尖"夹捏"畸形）；外侧脚头侧移位
的上旋畸形；外侧脚过度切除、切断或外侧脚过于
薄弱导致的塌陷及切迹；重度短鼻畸形；内鼻瓣、
前庭瓣塌陷等。

移植物的设计需根据鼻部畸形具体症状调整
移植物的形状和大小。除常规的长条状外观，也可
以是梯形或三角形。移植物的材料选择方面，耳软
骨、中隔软骨、肋软骨均可。

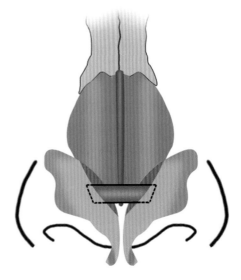

图6-42　外侧脚跨越移植物示意图

跨越移植物与外侧脚连接的定位，一般选择在下外侧软骨塌陷处或回缩处。置入操作
时，通常不先分离该处软骨下黏膜，而是置入移植物并用针头贯穿固定，再将其与下外侧
软骨缝合固定，然后检查该处，若未达到移植要求，可用精细剪刀在外侧脚与其相连的深
层黏膜之间分离一个小腔隙，但需注意不要过度分离黏膜，因为黏膜有助于移植物固定在

适宜的位置。外侧脚跨越移植物的弊端为术后鼻尖较为坚硬，但在某些功能障碍，如严重的继发气道阻塞畸形等，总体效果利大于弊。

第六节　下外侧软骨加强 / 重建移植物

按照该移植物覆盖范围和应用方式不同，可分为含有下外侧软骨内侧脚、中间脚的部分加强 / 重建移植物、包含下外侧软骨全段的全加强 / 重建移植物。应用材料方面，肋软骨因材料量充分，可根据需要雕刻成上述两种移植物，耳软骨则仅能形成部分加强 / 重建移植物。

一、加强 / 重建移植物制备

去除自体肋软骨段背侧、腹侧面的皮质，制作成厚度约 0.1cm，长度约为 3.5cm（部分加强 / 重建）、5cm（全加强 / 重建），宽度约 0.6cm 的下外侧软骨加强 / 重建移植物（图 6-43）。

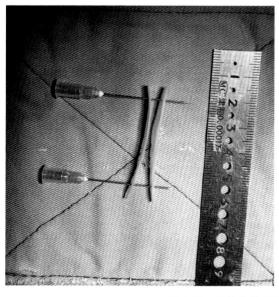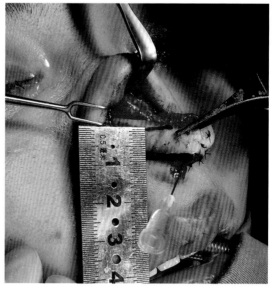

图 6-43　自体肋软骨皮质加强 / 重建移植物

耳软骨作为部分加强 / 重建移植物材料时，需双侧耳郭供应软骨，且需联合切取耳甲腔、耳甲庭两部分软骨（图 6-44）。具体移植物参数与肋软骨材料的部分加强 / 重建移植物近似。

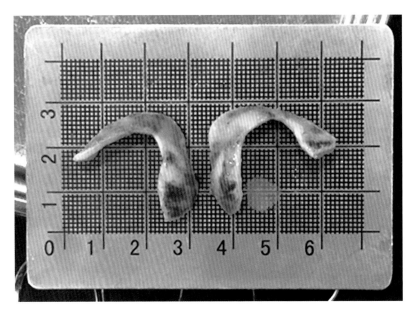

图 6-44 耳软骨加强 / 重建移植物

二、下外侧软骨加强 / 重建

①按照移植物弯曲形态与下外侧软骨拱形结构形态相贴合的方式移植，并将其基底部贯穿固定在 CEG 尾端（图 6-45）；②提拉双侧下外侧软骨穹隆部到合适高度，应用 5-0 PDS 线将两侧加强 / 重建移植物与双侧下外侧软骨内侧脚、中间脚小叶段在相对应的位置固定重建（图 6-46A），应用 5-0 PDS 线和 / 或少量软骨膜模拟软骨间韧带连接（图 6-46B），根据情况行新穹隆部贯穿缝合等调整（图 6-46C）；③覆盖已分离的鼻尖部皮肤软组织，判断鼻尖下小叶形态和小柱 – 小叶角角度，并切削穹隆段软骨形成双侧下外侧软骨的内外侧膝（图 6-46D）；④全加强 / 重建移植物在外侧脚固定，部分重建移植物在中间脚的固定（图 6-47）。另外，对于鼻中隔软骨薄弱、鼻尖部需要延长较多及提供较强支撑力的情况，可以加用双侧 ESG，并在其尾端与下外侧软骨加强 / 重建移植物固定。

联合双侧 CEG 和 / 或 ESG，使用下外侧软骨加强 / 重建移植物以改善鼻尖外形的优点在于：①充分利用移植物的弯曲形态，重建类似拱形结构的下外侧软骨；②双侧 CEG 可下推鼻小柱基底，矫正其基底部后缩，改善小柱 – 上唇角，同时，未对内瓣角位置进行侵扰和破坏，避免了术后医源性内瓣角缩窄；③ CEG 与加强 / 重建移植物的固定，模仿了西方人该部位下外侧软骨足踏板段与鼻中隔后角的解剖学重叠关系，为加强 / 重建的下外侧软骨提供良好的基底支撑，可避免术后鼻尖突出度下降的并发症；④ CEG 及 ESG 同时运用，可大大增加鼻尖支架结构的支撑力、稳定性，充分延长鼻长度；⑤部分下外侧软骨加强 / 重建移植物头侧端的腔隙，可视为移位的膜性鼻中隔，为术后患者提供良好的鼻尖活动度，消除传统移植物支架结构的弊端；⑥软骨膜或瘢痕组织在穹隆间替代或再造了软骨间原有的韧带或结缔组织，也起到填充的作用，可减少后期瘢痕挛缩的不良并发症；⑦下外侧软骨加强／重建后新穹隆部形态及其所形成的鼻尖表现点，配合软组织的覆盖，更加符合鼻尖内部结构的生理解剖学形态；⑧弃用鼻尖部软骨修饰性移植物，避免了其显形、移位等并发症；⑨减少或避免传统术式中鼻小柱或鼻腔内的贯穿缝合，降低或消除术后因线结反应造成的感染。缺点是钙化的肋软骨或长度不足的耳软骨无法应用该手术方式。

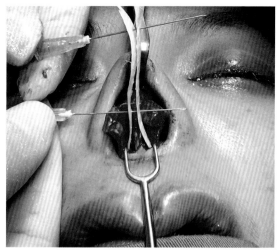
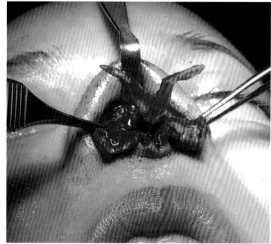

图 6-45　应用自体肋软骨和耳软骨的加强／重建移植物与 CEG 尾端固定

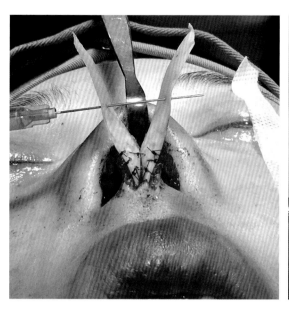
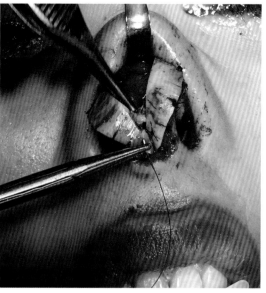

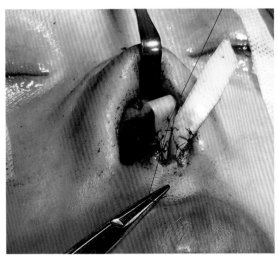
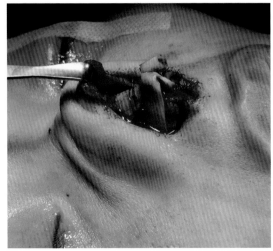

图 6-46　加强 / 重建移植物与下外侧软骨的固定、缝合和塑形

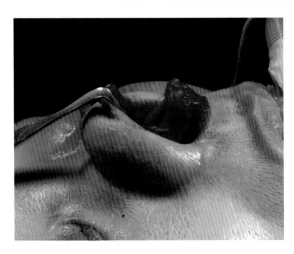

图 6-47　部分加强 / 重建移植物与下外侧
软骨的固定

第七节　鼻尖移植物讨论

　　当下外侧软骨得以加强或重建、恢复正常解剖学连接，达到其下推、前拉目的并确定鼻尖下折点的位置后，如果鼻尖的突出度、长度和精细度等仍较术前评估有所欠缺，则可能需要鼻尖移植物进一步完善手术效果。鼻尖移植物的选择和形态设计应遵循"大道至简"的原理，正如牛永敢医生提出的"缺如模块"方式：摒弃鼻尖区众多复杂的移植物影响，将下外侧软骨所涉及的鼻尖上小叶、下小叶看成一整体模块，根据手术目的审视该整体"缺如"的部位，即选出合适的移植物类型，并根据鼻尖支撑力和移植物材料特性灵活

的设计使用移植物。鼻尖缺如模块最佳的体积是 0，但更多见的是需要不同体积的软组织和 / 或软骨，以增加穹隆高度、鼻尖下小叶丰满度和鼻尖精细化等情况。

一、鼻尖移植物使用基本原则

1. 使用自体的软骨，而非组织代用品。

2. 熟练掌握、明确各种移植物的适应证、使用方式和副作用，能根据具体情况选择合适的移植物，而不是机械、片面地依靠哪一种或哪几种移植物。

3. 尽可能少使用鼻尖移植物，避免不同移植物之间的相互影响。

4. 关注软骨移植物的雕刻，尤其是其边缘部位，需修成斜面或压碎，以避免术后外观显形。

5. 重视移植物的固定，避免产生术后移位，影响手术效果。

二、鼻尖移植物选择依据及其形态设计原则

（一）鼻尖移植物选择依据

1. 手术目的　依据手术目的选择和设计鼻尖移植物，如鼻尖下小叶缺失或长度不足，可选用盾牌移植物；鼻尖突出度不足，可选择盖板移植物等。

2. 术中鼻尖支撑力的强弱　依据术中检查所示的鼻尖支撑力情况，选择是否需要鼻小柱支撑，选择鼻尖移植物的大小及厚薄等。

3. 移植物材料的特性　依据移植物材料的弯曲弧度、尺寸、支撑力、弹性、组织量、形状等综合分析选择。

（二）形状设计原则

鼻尖移植物形态设计原则：①可对称，可不对称；②可拆分，可组合；③可叠加，可折叠；④充分根据材料本身特性，设计外形；⑤根据需要位置，不拘泥于固定形状。

第八节　鼻下端移植物讨论

一、常见手术理念、方式及其局限性

长期以来，鼻尖部"三脚架"及其衍生的相关支撑结构理念被大多数鼻整形医生所接

受，其相对应的上述手术方式和移植物应用也颇为流行。就东亚人鼻尖部解剖特点及手术目的来讲，通常采用的手术方式为鼻中隔延伸支架结构搭建、下外侧软骨加强型及体积修饰型移植物的应用。前者一般是由双侧 SEG 和鼻小柱支撑移植物（CS）联合应用，以控制鼻尖的突出度、支撑、形状、位置和旋转。后者一般包括：外侧脚跨越移植物（矫正或预防"夹捏"畸形）、鼻尖盖板移植物（抬高鼻尖、掩饰鼻尖不规则外观）、下外侧软骨外侧脚外置移植物（矫正因下外侧软骨变形出现的不规则轮廓，改善前庭瓣通气功能）、外侧脚支撑移植物（矫正鼻翼退缩、鼻翼环塌陷）、盾形移植物（增加鼻尖突出度、细化鼻尖下小叶）、伞状移植物（鼻小柱支撑和鼻尖移植物的结合，增加鼻尖突出度和鼻小柱支撑力）等，以进一步增加鼻尖突出度，改变相关角度，细化鼻尖外形。

上述手术方案和移植物的使用是目前流行程度最高、较为程序化的步骤，并且是产生大量良好手术效果的成熟术式。但也存在较多其自身无法克服的局限性和固有缺点：①鼻尖部活动度差，触感坚硬，易偏曲，这与双侧 SEG 和 CS 的支架结构组成相关，尤其在固定式 CS 情况下表现明显，而固定悬浮式虽可在一定程度上避免上述缺点，但易产生鼻尖突出度下降和下旋畸形；②在支架结构建立的基础上，具有进一步调整鼻尖部突出度、长度、位置及相关角度等作用的软骨加强性及体积修饰性移植物，属于非解剖型移植物，且使用的移植物数量较多，容易出现移植物移位、显形、形态欠佳等术后并发症。所以，如何减少或者避免相关上述手术方式的并发症，是整形外科医生追求的目标。

二、鼻尖塑性新理念及相关移植物的展望

从鼻下端的解剖结构来看，下外侧软骨 – 鼻顶压肌 – 鼻肌翼部 – 鼻孔张肌 – 提上唇鼻翼肌鼻翼头 – 口轮匝肌 – 降鼻中隔肌形成了动态的鼻翼环，这个环的形态决定鼻尖的突出度、鼻翼基底宽度、鼻小柱的位置及鼻尖部动力学特性等（图 6-48）。其中，下外侧软骨作为环的唯一软骨结构，既具有支撑的力学特征，又具备弹力结构形变的特性，对鼻尖形态和动态都起着至关重要的作用。Adamson 曾提出过关于下外侧软骨的 M-Arch 模型概念，阐明了下外侧软骨各段的改变和对鼻尖各个美学参数的影响，但该理念和手术方式并不适合下外侧软骨薄弱的国人。而国内牛永敢医生曾提出关于鼻尖部支撑的"悬挂式双拱结构"理论体系：将一对下外侧软骨视为"连拱结构"，内侧脚为连拱相接处，外侧脚与梨状

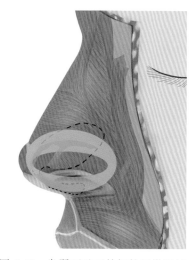

图 6-48　鼻翼环及下外侧软骨拱形结构示意图

孔相连处视为两侧拱的基础，下外侧软骨与鼻中隔、上外侧软骨之间的连接视为悬挂结构

（图 1-1）。该理念重视下外侧软骨连续性在鼻尖支撑方面的重要性，强调下外侧软骨与鼻中隔和上外侧软骨之间的软组织对鼻尖的支撑及对鼻尖活动的重要性，以及软骨自身特性对鼻尖形态的影响。这些观点可以被看作是鼻尖部形态学、动力学的解剖学基础，也是区别于传统"三脚架"及其衍生理念的理论依据。

按照上述鼻尖部"悬挂式双拱结构"支撑理念，从"仿生学"角度考虑，使用下外侧软骨加强 / 重建移植物来增强鼻尖部支撑力量，继而改善其外形，可能是最佳的手术方式。Burget、Menick 等都曾发表过关于下外侧软骨解剖学重建以改善鼻尖形态的报道，但都是关于鼻整形修复手术时软骨严重损伤、缺失或鼻部亚单位再造等严重情况。东亚人除在上述软骨严重受损情况下应用此类移植物外，基于下外侧软骨较西方高加索人种发育薄弱的解剖特点，对于先天性下外侧软骨薄弱、鼻尖突出度及长度不足的患者，同样可应用加强 / 重建下外侧软骨的手术方式，以增加鼻尖部支撑力量，达到期望的鼻尖突出度和长度、相关角度及鼻小叶形态细化等手术目标。另外，该类移植物减少或消除了材料本身和传统移植方式所带来的并发症和缺陷，具有较多优势。

但是，该术式需要术者具备很丰富的鼻整形手术经验，且术中具有较多不好控制的操作和因素，如重建移植物的切取和制备、两侧下外侧软骨部分重建的对称和力学平衡、穹隆重建的预判等。而更为重要的是，需要充分的时间去随访手术患者，不断地改良与手术相关的细节。因此，术者目前需要根据患者具体情况、自身能力等慎重选择该手术方式。

第7章

骨性鼻锥区域相关手术操作

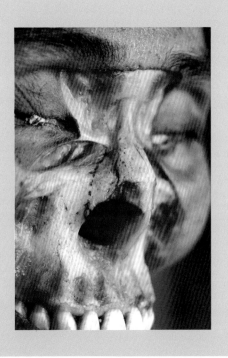

　　对于大多数要求改善骨性鼻锥形态的国人来说，最常抱怨的有鼻背区低平、鼻部太宽和驼峰等三大方面。国人鼻背区低平主要涉及改变的支架结构是骨性穹隆和软骨性穹隆紧密结合而成的单一实体——骨 - 软骨穹隆，其美学改变原则为改善突出度、宽度及两侧弧度，并与原骨 - 软骨穹隆的解剖结构特征相融合；而功能方面的预防和矫正，需将移植物 /填充物放置在鼻根点至鼻中隔前角之间，避免增高材料突入、穿出至鼻腔，甚至影响通气功能。骨性鼻锥过宽则需根据国人解剖特点和患者具体情况，采用普遍接受且结果稳定的截骨手术方式完成操作。对于驼峰鼻，主要涉及驼峰去除（详见第 5 章第二节）、穹隆中部重建和截骨方法等方面，是兼顾美学和功能改善的操作。本章仍将先从相关应用解剖内容入手，逐步阐明上述手术内容。

第一节　应用解剖学分析

一、骨性鼻锥基础构架

骨性鼻锥位于外鼻上 1/3，由额骨鼻突、鼻骨及上颌骨额突构成（图 7-1），其中线位置后方的筛骨垂直板、犁骨等中隔骨性部分，通常被视为稳固鼻锥形态的支撑结构。

额骨鼻突位于额骨最下端、两侧眶部之间，是额骨的三个组成部分之一（另外两个部分是额鳞、眶部），呈马蹄铁形，缺口处为筛切迹，筛骨嵌入其中（图 4-1，图 7-2）。额骨鼻突借助额鼻缝、额上颌缝分别与鼻骨、上颌骨额突相连接，并在鼻骨、上颌骨额突深面向下、后延伸，形成支架，增加鼻锥的稳定性。

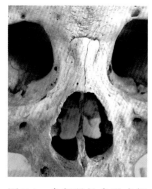 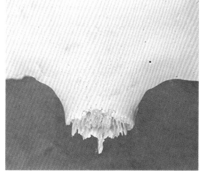

图 7-1　鼻部骨性鼻锥支架的构成

图 7-2　额骨鼻突形态

A. 正面观；B. 后面观

鼻骨成对，位于两侧上颌骨额突之间，为近似长方形的骨板，上端窄而厚，呈锯齿状，下端宽而薄，呈切迹状，构成部分鼻根及鼻腔上壁（图 7-3）。鼻骨有背、腹两面和上、下、内侧、外侧四缘（缝）：鼻骨上缘与额骨鼻突结合构成鼻额缝；鼻骨下缘与上颌骨额突内缘、上颌骨腭突游离缘共同围成梨状孔，并在其腹侧面与上外侧软骨头侧部分重叠；外侧缘与上颌骨额突构成鼻上颌缝；左、右内侧缘相互结合，形成鼻骨间缝，并形成突向下后方的骨嵴，与额骨鼻突、筛骨垂直板及鼻中隔软骨相连结，参与构成鼻中隔。两侧鼻骨中线处的结合，通常并不对称，有时甚至出现单侧缺如，由增大的上颌骨额突代偿。国人骨性鼻根点到鼻缝点的距离，男为（16.72 ± 2.10）mm、女（15.47 ± 2.15）mm。

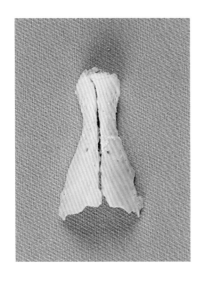

图 7-3　鼻骨形态

双侧通常不对称，头内侧厚且密度高，下外侧薄且脆弱

上颌骨额突是上颌骨四个突起之一（另外三个突起是颧突、腭突和牙槽突），位于上颌骨体内上方，其上、前、后缘分别与额骨、鼻骨和泪骨相接。额突内侧面构成鼻腔外侧壁上份，外侧面形成骨性鼻锥的基底。在额突的外侧面有一与后缘平行的泪前嵴，此嵴后方的浅沟是上颌骨额突泪沟，它与泪骨同名的沟合成泪囊窝，骨质厚而硬的额突，可以对泪囊起到保护作用（图 7-4）。

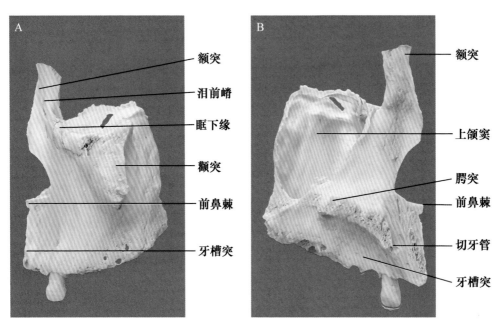

图 7-4　上颌骨及上颌骨额突形态

A. 侧位观；B. 内面观

筛骨位于颅底前部、两眶之间，为含有空泡小孔的含气骨，此骨的冠状切面呈巾形。筛骨共分为筛板、垂直板和两侧的筛骨迷路三部分。筛骨垂直板为矢状位方形薄骨板，自筛板中线下垂，前缘接额骨和鼻骨，下缘接鼻中隔软骨，后缘接蝶骨和犁骨，构成骨性鼻中隔上部和后部（图 4-1，图 7-5）。

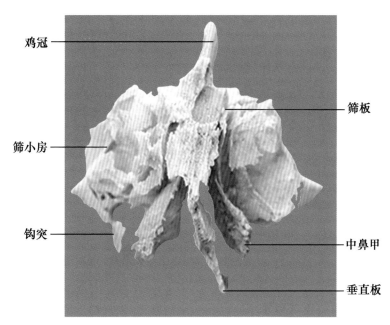

图 7-5　筛骨及筛骨垂直板形态（前面观）

犁骨位于鼻腔正中，为斜四边形的扁平骨板，可分为 2 面、4 缘（图 4-1）。两侧面均有斜向前下方的浅沟，内有鼻腭神经和蝶腭动脉通过。上缘连接筛骨垂直板，下缘附着于上颌骨和腭骨鼻嵴，前缘与鼻中隔软骨相连，后缘构成鼻后孔的内侧界。犁骨构成骨性鼻中隔下部和后部，形成骨性鼻中隔的基础。

二、鼻背应用解剖

塑造自然流畅的鼻背形态，需要理解鼻背的应用解剖内容，尤其是决定外观的特征及其相互关系。

骨 – 软骨性鼻锥是鼻背构成的基础，通常可将鼻锥划分为垂直部、移行部和水平部。鼻背视觉高度主要由垂直部决定；鼻背正位观的宽度主要由鼻骨和上外侧软骨水平部决定，其头侧为鼻骨的表面，中段为骨 – 软骨穹隆重合区（拱顶区），而尾端则是上外侧软骨与中隔软骨的表面。通常情况下，由鼻根点到鼻缝点处的鼻背宽度逐渐增宽（两侧边缘的夹角在 30°～60°之间），并在鼻骨尾端达最宽，继而在行向鼻尖上区的过程中又逐渐变窄，在鼻中隔前角位置变为最窄，整体呈纺锤形，侧方观则是头侧尾侧均较靠后，鼻缝点处最为靠前（图7-6）；移行部是鼻锥垂直部与鼻骨或上外侧软骨水平部之间的移行部位，连接着鼻锥体与鼻背侧，该区可出现凹陷或凸起外观改变（斜位观最明显）。

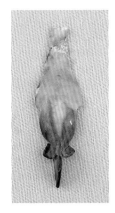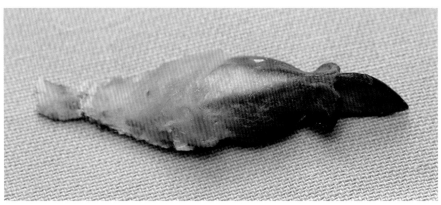

图7-6　正常鼻部的鼻背截除部分，是设计假体或移植物所必须参考的形态

鼻背垫高时，无论使用何种材质的植入物，其侧方形态及正面外观均应效仿正常、美观的鼻支架结构的表面形态。植入物的正面观应仿效鼻锥水平部的大致轮廓：头侧两边缘的夹角一般为30°~60°，最宽处为鼻骨尾端，尾侧部分两侧边的过渡则应根据理想鼻背宽度调整；植入物腹侧面的雕刻则应对应原有结构的鼻背侧形态：凸起的拱顶区应有对应的凹槽，而鼻缝点处的凹槽应最深；植入物两侧的形态应与鼻锥的移行部相协调：植入物长轴方向横截面应为凹向后方的新月形，以确保与两侧移行部的过渡平滑，而不显露植入物的边缘轮廓。

三、截骨术相关应用解剖

截骨术是鼻部骨性支架结构塑形的唯一外科技术。通常在盲视下，依靠手术经验和手感进行操作，故其精确性和可靠性至今仍然是该操作的一个重要挑战。因此，要达到良好的鼻部截骨术效果，鼻部骨性结构的应用解剖知识具有重要的手术指导意义。

与截骨术相关的应用解剖中，除前述骨结构的毗邻关系外，骨骼厚度和骨骼尺寸的差异更具有手术意义。相对而言，骨性鼻锥不同区域的厚度差异是最易忽视，却更为重要的因素，因为它不但直接关系到截骨路径和截骨范围的确定，也是引起不可控骨折的主要因素。

John B. Tebbetts 和 Raymond J. Harshbarger 分别通过直观的骨骼透光试验（图7-7）、网状打孔实际测量骨骼厚度等方式，阐明骨性鼻锥外侧壁骨骼厚度变化过渡带，以及鼻根 –

鼻背与筛骨垂直板结合位置、上颌骨额突基底位置是截骨术不可控区域。因此，骨性鼻锥外侧壁的截骨沿骨骼厚度移行区的分界行截骨术具有稳定、可预测、可复制的特性，且可显著减少不可控骨折发生。

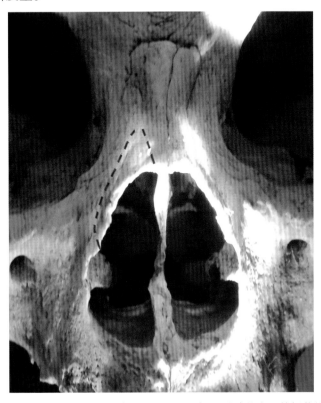

图 7-7 鼻部骨骼厚度变化的直观展现，以及据此设计的内、外侧截骨线

截骨操作前，应尽可能减少对覆盖于鼻骨和上颌骨额突侧面区域骨膜的过度分离或破坏。因其在水平方向上，是横跨截骨部位的最重要组织连接，为截骨后骨性鼻锥的结构稳定提供非常重要的"悬吊"、支撑作用。否则，可能会在截骨术后，尤其是多种联合截骨术后，出现大量的粉碎性骨折碎片和严重的骨性区塌陷。

（一）外侧截骨

1. 起点 外侧截骨术行进路线的起点，一般定位于下鼻甲（图 7-8）附着点上方3mm。截骨起点的操作需保留上颌骨额突尾侧缘邻近梨状孔的三角形区域，即 Webster 三角（图 7-9）。如果在上述安全范围外的位置进行截骨并向内侧推移骨性侧壁，可能损伤下鼻甲，或者出现下鼻甲内移，导致进气道狭窄，以及内鼻瓣塌陷等并发症（图 7-10）。

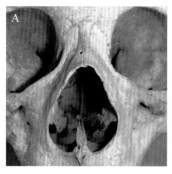
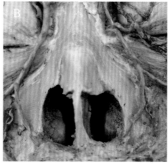
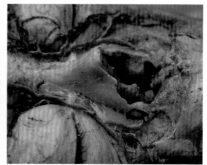

图 7-8　下鼻甲外观

A. 颅骨标本；B. 新鲜尸体鼻部标本

图 7-9　新鲜尸体鼻部标本上标记的 Webster 三角，以及该处内侧的下鼻甲前端

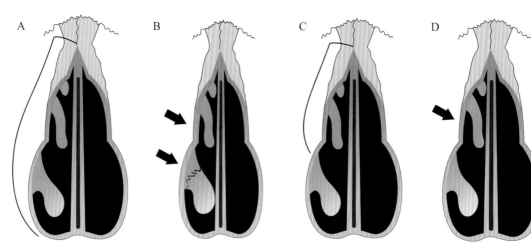

图 7-10　不同起始点开始行外侧截骨所产生的结果

A-B. 下鼻甲附着点下方行外侧截骨，可能损伤下鼻甲，以及骨性外侧壁内移后导致进气道狭窄；C-D. 下鼻甲附着点上方行外侧截骨，外侧壁内移后，对空气流通无障碍

　　2. 骨性鼻泪管段　骨性鼻泪管上口位置相当于眶下缘平面，鼻内开口位于下鼻甲顶端。其走行路径是朝眼眶后下方偏鼻内侧方向（图 7-11），与鼻颌沟的走行路径有一定距离，且自上而下渐行渐远。数据上显示：骨性鼻泪管鼻内开口、中段、眶下缘开口处分别距离鼻颌沟约 5.5mm、4.8mm、3.4mm（图 7-12）。另外，骨性鼻泪管外、前、内骨壁由上颌骨额突构成，为坚硬的密质骨。因此，紧贴鼻颌沟走行在其内上方的外侧截骨，极少会损伤到骨性鼻泪管，亦可预防进气道阻塞和鼻侧壁（可触及 / 可见）的台阶样外观。

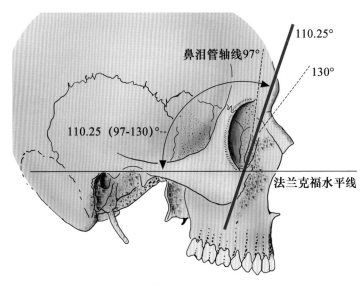

图 7-11　骨性鼻泪管的走行为朝眼眶后下方偏鼻内侧方向，其与法兰克福水平线平均夹角为 110.25°

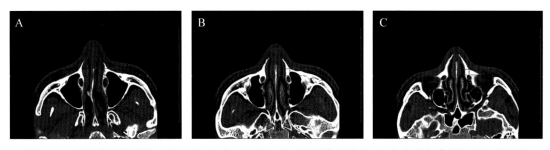

图 7-12　骨性鼻泪管鼻腔内开口处（A）、中段（B）、眶下缘起始处（C）分别与鼻颌沟的垂直距离

3. 眼眶内下段　外侧截骨继续向头侧走行，进入眼眶内下段。该区段内主要涉及的结构为膜性鼻泪管、内眦韧带及其包绕的泪囊，理论上是较易损伤的部位。但实际上，因为有骨骼厚度较厚的泪前嵴保护，泪道系统的损伤较为少见（图 7-13）。此外，眼眶内下壁与鼻颌沟之间通常有最小距离 3mm 左右的扁平部位，但约 5% 存在隆起状变异（图 7-14）。通常，在这个部位行外侧截骨术时，距眶内下缘至少保留 3mm 距离，过于靠外可能会造成医源性泪道系统破坏，因为其外上方存在内眦韧带及其包绕的泪囊、膜性鼻泪管等结构，过于靠内则可能出现阶梯样畸形。

4. 止点　由于鼻骨骨性最低点至额鼻缝处区域骨骼较厚、较狭窄，且该区皮肤及皮下软组织（含降眉间肌等覆盖）较厚，很难精确地进行鼻部骨性支架的调整。因此，鼻根点以上的骨性区域很少需要通过手术截骨缩窄，通常局限于骨骼的下半部较薄区域。所以，外侧截骨的止点通常位于内眦连线水平之下。如果超过此边界继续向头侧截骨，会进入较厚的鼻骨区，容易引起并发症，如医源性泪道系统破坏，出现溢泪等症状。

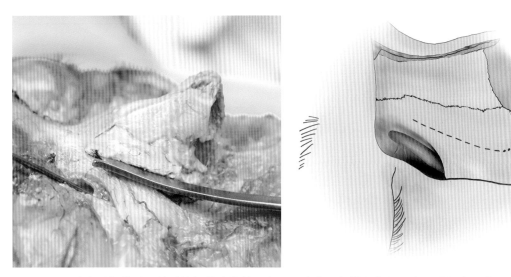

图 7-13　去除内眦韧带后，暴露外侧截骨线外上方、原由内眦韧带包绕的泪囊、膜性鼻泪管（探针指示处），明确截骨线与泪囊之间的关系

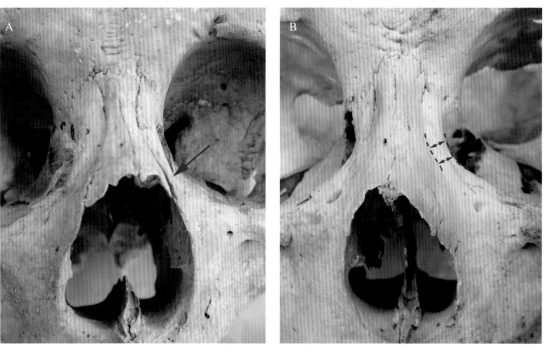

图 7-14　眼眶内下段与鼻颌沟之间的形态类型

A. 隆起状；B. 最小距离约 3mm 的平台状外观

　　事实上，从上颌骨梨状孔起始位置上方开始的外侧截骨术，其走行路径几乎全部在上颌骨额突内（图 7-15）。只有在严重歪鼻需要双平面（高和低）截骨的情况下，鼻骨才会被

包含在主要截骨范围内。外侧截骨术后，部分鼻骨和上颌骨额突构成的骨性外侧壁形成不完全骨折，联合附着于其上的上外侧软骨整体内移，完成鼻部基底的缩窄（图 7-16）。

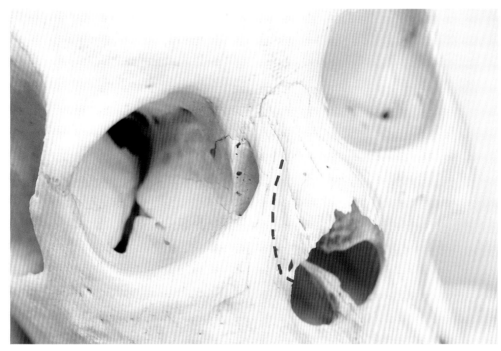

图 7-15 外侧截骨缩窄起始于上颌骨额突的下鼻甲附着点上方 3mm 处，沿鼻颌沟向头侧行进，终止于内眦连线以下近鼻背处。因此，骨性缩窄更多的是上颌骨额突，而非鼻骨

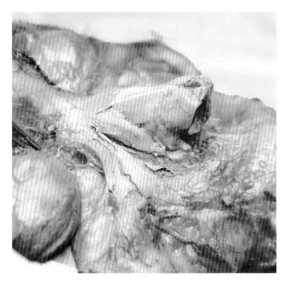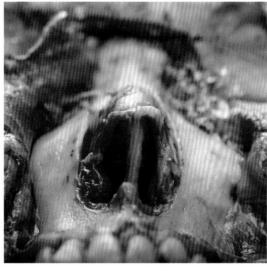

图 7-16 外侧截骨使鼻部外侧壁整体内移（鼻骨和部分上颌骨额突，上外侧软骨，以及附着的软组织），以缩窄骨性鼻锥基底

（二）内侧截骨

内侧截骨通常旁开鼻正中线15°，沿着骨质厚度变化过渡带走行（图7-17）。如果沿与中隔平行的骨折线走行，且联合外侧截骨，则会产生不可控的青枝骨折、骨折碎片及鼻骨背侧段外移的"跷跷板"畸形等（图7-18）。

内侧截骨止点不宜超过内眦间连线，因为高位内侧截骨和外侧截骨完成后，鼻骨尾端内移，会使大量的上段鼻骨进入外侧部分，表现为骨性鼻锥外侧壁的"跷跷板"畸形。此畸形的转轴是较厚且固定的鼻根部，恢复后可能出现上段鼻背过宽。

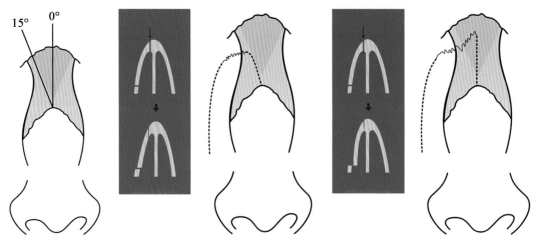

图7-17　内侧截骨的正确走行方向及术后形态示意图　　图7-18　内侧截骨沿中隔旁线切开内移后，可能出现的骨性鼻锥畸形示意图

第二节　鼻背移植物操作

鼻背低平是多数国内鼻整形患者的常见特征，根据移植物放置的位置和范围，大致可将其分为小（鼻根区）、中（骨性鼻锥段）、大（鼻背全长）三个类型。这些类型的移植物在材料选择、雕刻等应用方面均存在差异。

明确鼻背适宜长度和突出度的首要步骤是确定鼻根点位置以及最终可达到的鼻尖突度。根据国人民族特点、审美，理想的鼻根点应位于瞳孔上缘水平线，鼻根点的突出度应位于经角膜、眉间垂直切线之间距离的前半部分。而鼻尖理想突度的确定需要两点：①根据经鼻尖点、鼻下点、鼻翼沟外点等三点垂线间的比例关系，以及经验、患者要求及美学视觉判断，并以此调整鼻背；②应用Byrd的鼻面关系分析方法，理想鼻尖突度等于0.67RT（RT

是由鼻部软组织起始位点到鼻尖最高点的距离）。此外，鼻尖突出点与鼻背轮廓线的关系也是调节鼻长度的关键因素。

一、小型移植物

鼻根区是指以鼻根点为中心的区域，向下延伸至内眦间距的水平线，向上延伸至相等的距离。由于人种原因，国人鼻根区多数低平，也是很多患者就诊的主要原因。同时，与西方人有显著差异的是，鼻根区对国人鼻部美学极其重要的部位，对手术效果影响巨大：①鼻根区正确的位置和突出度体现出种族特征和个人特点；②位于内眦间的鼻根区，其位置、宽度、突出度影响眼 – 鼻关系，是决定鼻部是否有吸引力的重要结构之一；③增高或降低鼻根点的高度和突出度直接影响鼻背、鼻尖的突出程度，以及与鼻部整体协调有重要相关性；④鼻根点是鼻面角和鼻额角的顶点，是评估鼻 – 面关系的重要参数。

鼻根区域支撑结构是额骨鼻突、鼻骨等骨性组织，外覆软组织较厚，包括皮肤、皮下脂肪和多种肌肉（图 7-19）。也正是由于这些软组织的存在，使医生对鼻根区的分析往往会陷入误区：骨性的鼻根最凹点和皮肤表面的鼻额角最深点并不一致，骨性最凹点比视觉的鼻根点（鼻额角最深点）更高，一般位于内眦连线上方 3 ~ 5mm，而视觉的鼻根点多位于瞳孔与重睑线之间。另一重要影响是，在该区域使用片段移植物易孤立、被触及或显形，材料越硬，越容易出现轮廓，越软越顺滑。因此，小型移植物最佳的植入材料是自体软组织，在与周边结构过渡、后期不易显形等方面具有较大优势。一般来说，耳后筋膜移植即可达到手术矫正目的，其可折叠、球状等多形态植入。

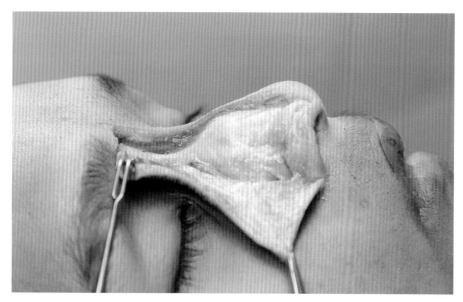

图 7-19　鼻根区的被覆软组织

175

二、中型移植物

中型移植物一般起自鼻根点，止于鼻缝点附近，多应用自体筋膜、自体肋软骨和组织代用品。为了减少术后移植物或者填充物的轮廓显现，术前一定要检查局部的皮肤活动度和局部骨质的大体轮廓。对于皮肤过紧或移动度较差的患者，应避免过度填充。

移植物设计时，其上端一般不超出术前预期的视觉鼻根点位置，厚度以额部突出度为主要参考值，两侧缘夹角为30°～60°，腹侧面根据具体情况，选择平坦、凹向鼻背或斜坡状等形态。而移植物下端由于拱顶区的凸起结构存在，其厚度一般最薄，腹侧面和骨性鼻背紧密贴合，着重注意各方位的过渡与衔接（术后移植物显形的高发位置）。应用肋软骨时，常需应用软骨挤压器充分消除其内应力，增加贴服性，并预防后期的移植物翘曲。

三、大型移植物

大型移植物在植入物材料选择方面，需要足够的长度和宽度，就国人而言，以自体肋软骨、自体筋膜和组织代用品（硅胶、膨体）为主。雕刻时，需参考并尽可能接近鼻背正常解剖结构轮廓：鼻根点和鼻中隔前角处窄，拱顶区最宽（鼻背的最宽处，8～10mm），呈类纺锤形外观（图7-20）。同时，不能忽视外鼻支架在拱顶区的凸起结构（去除该结构或改变移植物的形态使之与鼻骨能够完全贴服，以预防植入物的术后变形和移位）、与鼻锥两侧的过渡和鼻背部皮肤软组织腔隙的分离因素。在确定最终形态后，还需在鼻中隔前角处稳妥固定，以减少其术后显形畸形和移位。

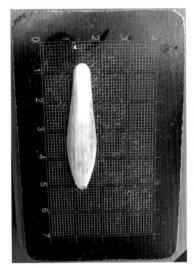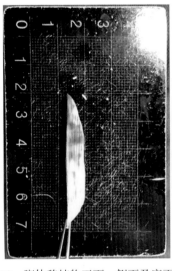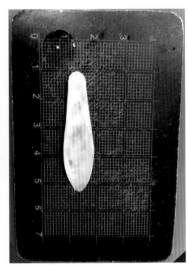

图 7-20　膨体移植物正面、侧面及底面形态

在上述移植物材料中，自体肋软骨鼻背移植物的处理难度最大，尤其是预防肋软骨偏曲方面，目前仍是一个挑战。关于自体肋软骨移植物术后偏曲的原因，Gibson 和 Davis 认为在于软骨内部不均衡的内应力，并阐述预防其偏曲的软骨内应力释放理论和横向双侧交替切割技术（图 7-21）。上述理论和技术得到鼻整形医生广泛的认可及临床应用：郑东学选取肋软骨核心部分制作柳叶形移植物，并在其上、下、两侧四个面都做了贯通整个厚度 2/3 以上深的切开线，以预防弯曲变形；Toriumi 主张在整个手术过程中分期对软骨进行连续雕刻，并需等待足够长的时间观察，并根据弯曲情况进行修整，以确保术后不发生软骨本身的扭曲变形。但上述方式经跟踪随访，术后仍有偏曲或者翘曲的情况出现（图 7-22）。

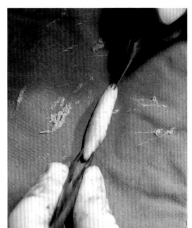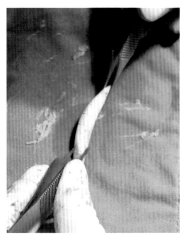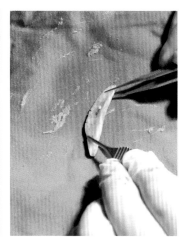

图 7-21　自体肋软骨鼻背移植物采用横向双侧交替切割技术后的展示

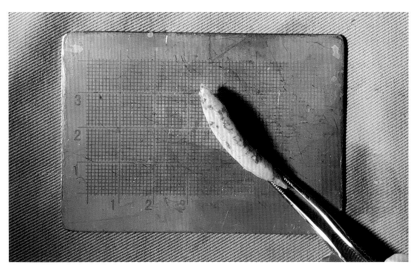

图 7-22　曾行交替切割技术处理的自体肋软骨鼻背移植物，出现术后翘曲变形

我们经过文献回顾，参考 Daniel 多层鼻中隔软骨或耳软骨增高鼻背的手术方式、

Swanepoel 和 Fysh 将异体肋软骨切割形成叠片结构的处理方式，以及 Gibson 和 Davis 的薄片肋软骨实验结果（肋软骨切割成薄片时，弯曲趋势是立即呈现的），采用了分层划痕叠片结构的鼻背移植物预防其术后偏曲并发症。

　　具体操作如下：①去除肋软骨背侧、腹侧面的皮质，根据患者情况调整鼻部不同部位所需软骨量，分配并雕刻软骨，留取足够的肋软骨髓质作为鼻背移植物；②先行鼻尖部支架构建，并根据鼻根、鼻尖高度，确定与之相协调的鼻背移植物最终形态（图 7-23A、B）；③用 11 号刀片将肋软骨条状植入物从上到下切割成厚约 0.2 cm、不同宽度和长度的软骨片若干（图 7-23C）；④对软骨片的背侧面和腹侧面分别行垂直状、倾斜状交叉划痕，深度约为软骨片厚度的一半（图 7-23D）；⑤按原来的分层位置叠放，并用针头贯穿固定在硅胶板上，恢复到原单一肋软骨条移植物形态（图 7-23E）；⑥应用 5-0 PDS 线在移植物中间处贯穿固定数针，并加强移植物两侧固定（图 7-23F）。

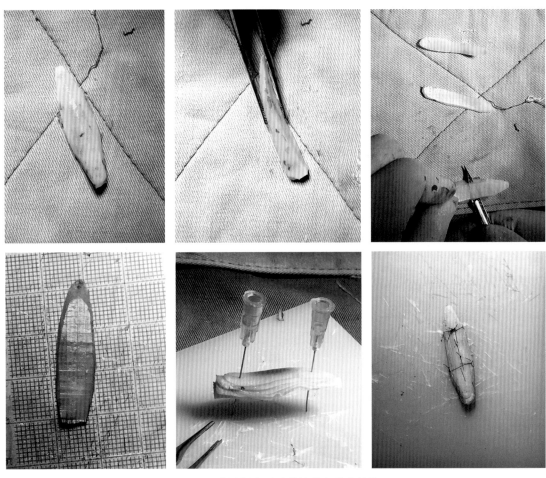

图 7-23　分层划痕叠片结构的鼻背移植物

　　从手术顺序的逻辑性来讲，这种处理方式是在鼻尖部支架达到预期效果的情况下，先确定与之协调的鼻背移植物形态和高度，然后再应用前述技术手段处理鼻背移植物内应力，从而达到手术目的和美学要求，更为合理。

　　从内应力消除和使用方面讲，该方式有以下优点：①软骨条的切片及双面划痕方式，在三维结构上将软骨可能发生扭曲的内应力全部释放，消除了软骨移植物本身潜在的扭曲趋势，尤其对于常见的移植物头端及尾端扭曲、前翘更有优势；②在达到手术目的的前提下，划痕状叠片结构移植物是对软骨破坏最小的方式，从而不会出现软骨过度吸收的并发症；③在多个层状软骨片的固定方式上，除应用长效可吸收线在其中间固定的同时，还加强了两侧的固定，更为稳固，不易移位，并将其上端放置骨膜下，下端与支架结构缝合固定，做到了多层软骨片自身及其与支架结构的双重固定；④划痕状肋软骨叠片结构的鼻背移植更富有弹性、柔韧度（图 7-24），可与鼻背部支架结构（拱顶区）的贴服性更好，且与额头、鼻背两侧过渡更好。

　　当然，该方式也存在一定缺陷，如处理时间较常规时间偏长；表层叠片末端前翘（未固定牢靠）；不能应用于钙化的自体肋软骨（一般较少发生扭曲变形）等。

　　综上分析，在设计、使用鼻背移植物时，需根据移植物类型、切取软骨形态（扭曲或直）和质地、鼻背侧移植床情况及皮肤张力等情况，参考 Gibson 的最少雕刻原则，综合分析、判断，选用合适的处理方式。

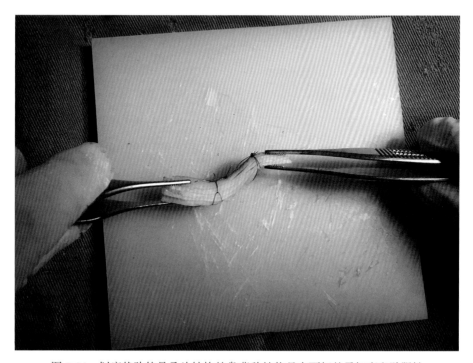

图 7-24　划痕状肋软骨叠片结构的鼻背移植物具有更好的柔韧度和贴服性

第三节 截骨术操作

一、截骨术的分类

截骨术可分为狭义和广义截骨术。狭义上讲,截骨术分为内侧和外侧截骨术,Joseph最早用于关闭开放样屋顶畸形,随后扩展为缩窄骨性鼻锥宽度和矫正偏曲鼻背。而广义上,还包含有驼峰去除术及鼻棘去除术。后者在本书的相关章节已经进行过阐述,本节仅就截骨术的内、外侧截骨进行讨论。

(一)内侧截骨

按国外文献的常见分类方式,内侧截骨包含倾斜式截骨、旁正中截骨及横向截骨三类(图7-25)。其中,前两者是将两侧鼻骨与鼻中隔分离的操作:倾斜式截骨会旁开中线15°~30°向头侧行进;旁正中则是在中线两侧进行截骨,可以切除楔形内侧鼻骨骨片,允许鼻骨进一步内移。它们的止点均在内眦韧带连线以下。后者是较为特殊的一种类型,通常联合外侧截骨更完整地松动骨性外侧壁。手术顺序上是在去除驼峰之后、外侧截骨之前进行。

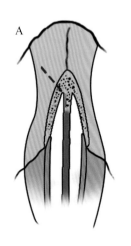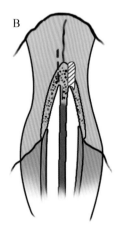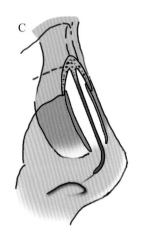

图 7-25 内侧截骨的分类
A. 倾斜式截骨;B. 旁正中截骨;C. 横向截骨

(二)外侧截骨

外侧截骨按截骨位置的不同,通常分为低到高、低到低、双平面三种类型(图7-26)。

低到高截骨起始于梨状孔隆起部稍上方，沿上颌骨额突向头侧内眦间连线延伸，终止于鼻背的较高处，不超过内眦间连线。一般用于轻中度骨性鼻底宽度及较小的屋顶开放样畸形。

低到低截骨起始位置与低到高截骨位置相同，截骨线持续走行在骨性鼻锥的外侧低位向头侧延伸，接近或者超过内眦间连线处，可将外侧骨性鼻锥更大范围、更完整地松动，一般应用于重度骨性鼻锥过宽或较大的屋顶开放样畸形。

双平面外侧截骨是鼻上颌缝水平的平行截骨和骨性鼻锥外侧基底位低到低截骨的联合。截骨顺序是先内后外，以保证截骨时骨性鼻锥的稳定性，适用于鼻部骨性外侧壁过凸的患者。

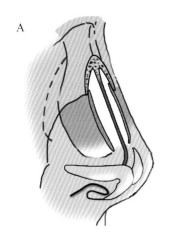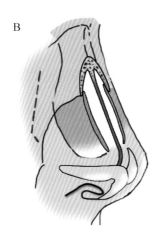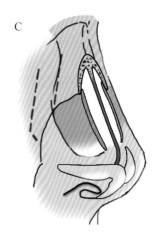

图 7-26 外侧截骨的分类
A. 低到高截骨；B. 低到低截骨；C. 双平面截骨

二、截骨术入路方式

截骨术入路可分为经皮入路、开放入路、经鼻腔入路、经口腔入路等四种。

（一）经皮入路

1984 年 Tardy 医生发明的器械及方法。通常选用 2 ～ 3mm 宽度的骨凿，经皮肤小切口来完成间断点状凿孔截骨，多进行外侧和横向截骨。

相对于创伤较大的传统外侧截骨技术，应用微型骨凿实施外侧截骨具备以下优点：集中和高效的切割力量，可减少不可控骨折的概率；最大限度地降低周边软组织的创伤，显著减少术中出血、术后淤斑和水肿；增加截骨定位和行进过程中的精确性和灵活性。另外，术中可在早期执行截骨操作。

缺点主要是有可见瘢痕，国内较少应用。

（二）开放入路

是指通过开放入路鼻整形的途径行内侧截骨、截除驼峰或者前鼻棘。

（三）经鼻腔入路

既可以进行外侧截骨，也可以进行旁正中截骨，较常用于外侧截骨入路。

（四）经口腔入路

针对外侧截骨术，主要用于截骨起点较低的患者，可避免鼻前庭过多瘢痕。

三、经皮外入路截骨操作技术

附着在骨性鼻锥侧壁内层表面的软组织血供丰富，如果采用凿刃较宽大的传统骨凿进行外侧截骨，鼻腔黏膜会出现与截骨行程基本相同的较大破损范围（图 7-27），同时，骨凿侧边的金属保护头也会对骨性鼻锥表面的软组织产生创伤，经常导致术中较大量的出血及术后早期的面部淤斑。而采用经皮外入路截骨，通过微型骨凿制作多个间隔 2~3mm 骨质的相邻穿刺孔，形成虚线状截骨线，则既能产生与传统骨凿截骨同样的效果，又可减少（或避免）黏膜损伤和出血，并在内推后具有稳定性更高的锯齿状边缘（图 7-28）。

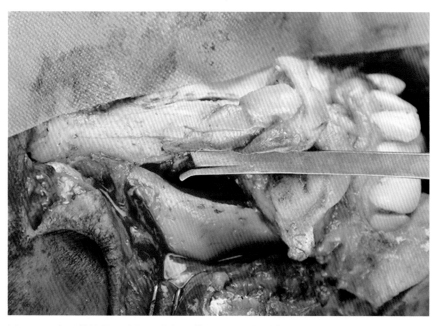

图 7-27　应用传统的、大的、有保护装置的骨凿行外侧截骨，导致截骨位置下方含有丰富血管的黏膜组织被大量破坏，不可避免地造成术中出血，术后瘢痕和常见的眶周淤斑，还可能增加术后鼻出血的风险

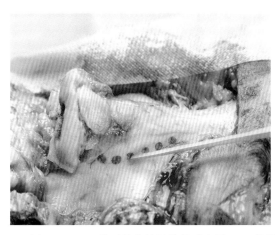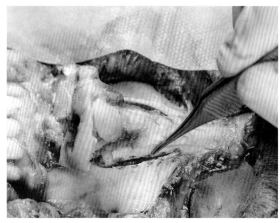

图 7-28　A. 微型骨凿外侧截骨示意图；B. 截骨术后，截骨线下方的黏膜组织损伤轻微或没有损伤

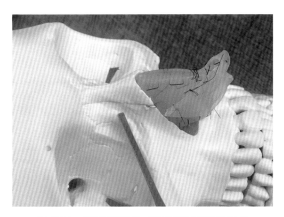

图 7-29　微型骨凿的成角倾斜状切开方式

微型骨凿在使用时，应该与骨性侧壁成角倾斜，以充分利用切缘尖端锐利和传递力量集中的特点，达到较小力量即可刺穿骨骼的目的，而非整个切缘同时接触骨面（图 7-29）。因此，骨锤击打时，要严格掌控锤击力度，其力量要远低于带有保护头的传统骨凿，使骨凿恰恰穿过鼻骨即可，以达到鼻腔黏膜的损伤最小化，减少不必要的出血，并且，骨凿退出骨折处时也相对容易。

（一）低到高截骨

经皮外入路的低到高截骨术切口一般选择在外侧截骨线中点、骨性鼻锥侧壁基底和面颊部交界处上方 2mm 处，11 号刀片仅刺穿皮肤层，做约 2mm 皮肤切口（图 7-30）。随后，骨凿通过该切口进入皮下浅筋膜层表面，并在该层向鼻背方向推移约 1cm 后（图 7-31），将骨凿刺向深层鼻骨，穿过骨膜层并抵至鼻骨，再在鼻骨表面向后滑至拟行截骨线的中点（图 7-32）。该方法向后推移了动脉分支，可避免刺破内眦动脉或其侧鼻动脉分支，显著减少

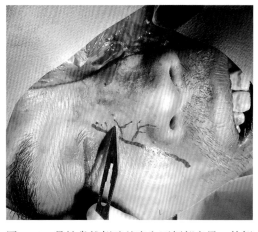

图 7-30　骨性鼻锥侧壁基底和面颊部交界、外侧截骨线中点上方 2mm 处，行皮肤切口

出血，并达到最小限度地分离软组织。

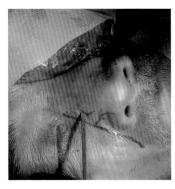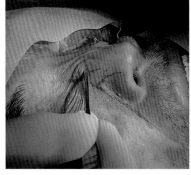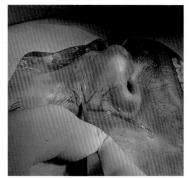

图 7-31　骨凿进入切口皮下，并在该层向鼻背方向推移约 1cm

图 7-32　将骨凿刺向深层的鼻骨表面，沿该层向后滑至拟行截骨线的中点

　　按操作顺序，先在截骨线中点向下，朝向梨状孔进行下半段外侧截骨（图 7-33）。在完成截骨线中点的上颌骨额突穿刺孔后，骨凿向下旁移 2 ~ 3mm，完成另一个穿孔，并依次间隔约 2mm 距离进行切开，延伸至上颌骨额突起始段的 Webster 三角保留处。截骨过程中，从截骨位置回撤骨凿，改变其位置时，应采用前后方向垂直移动骨凿，并将其仅仅回撤到骨表面，任何上下移动都有折断微型骨凿尖端的风险。如果骨凿未能紧贴骨面，软组织将滑到骨凿下方，增加了刺破侧鼻动脉及其分支的风险。若骨凿回撤时，滑落或脱离骨表面误入软组织，可重复前述置入操作将软组织移向后方，以防止过度出血，然后用骨凿尖端触及截骨线位置，使手术医生可以准确地重新开始截骨。由于截骨线下半段骨质较薄（尤其是近截骨线尾段），手术时，轻微的打击力度即可切开，需注意掌控力度。

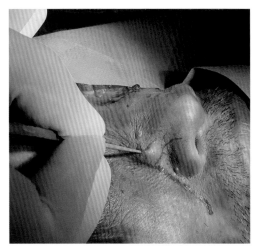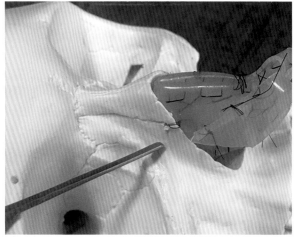

图 7-33　外侧截骨的下半段截骨

下半段截骨完成后，骨凿尖端紧贴骨面并感知截骨线，回撤至骨性鼻锥基底中部的起始位置。由此处向上，根据骨性鼻锥固有形态和期望的移动程度，沿弯曲或折角状骨折线行进（图 7-34）。骨凿始终贴附于骨面，由某一穿刺孔非常轻柔地移动定位至下一个穿刺孔。在邻近内眦连线的骨质较厚区域，骨凿向上内侧转向，甚至需跨过中线，并增大凿骨的力度，以确保能完全切开邻近鼻背中线的骨质较厚区域，防止失控性背部骨折及可能伴有的鼻背三角状骨片。与传统截骨技术相比，该技术在操作过程中，微型骨凿所有角度的转向基本不受皮肤软组织的限制。

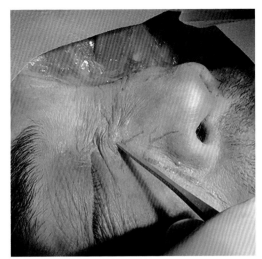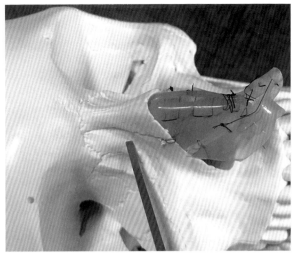

图 7-34 外侧截骨的上半段截骨

沿截骨线凿骨完成后，应用手控压力改变骨性侧壁位置时，注意将压力均匀地分散于整个骨性鼻锥侧壁的表面。若最小压力未能推动鼻骨，仔细地触摸以明确残留的连接区域（不完全骨折），重新置入骨凿，推开软组织，用骨凿尖端触知骨折线，凿开未离断的区域，完成截骨。

（二）内侧截骨

对于斜形、横向截骨，在鼻根处横向褶皱或者内眦连线中间做一穿刺口，紧贴骨膜下方滑行至截骨起始点，从更为厚实稳定的鼻骨内侧向外行进（图 7-35，图 7-36）。行旁正中截骨时，经由开放入路，自鼻缝点旁开始，纵向放置骨凿并朝向鼻根行进，切开鼻骨背部，如需去除部分鼻骨，则根据鼻背宽大的程度，间隔去除鼻骨宽度的距离，与旁中线截骨线平行实施另一截骨。最后，移除条状鼻骨缩窄鼻背宽度。

与传统截骨技术相比，对于骨性鼻锥宽大（特别是头侧宽大的鼻骨）、骨骼较厚的案例，内外侧联合的经皮截骨技术可以更精准、彻底地松动骨性外侧壁。

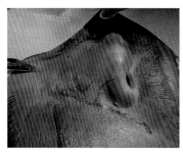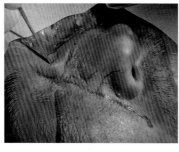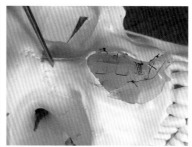

图 7-35　鼻根处横向褶皱表面行穿刺口　　　　　　图 7-36　内侧横向截骨

（三）低到低截骨加内侧截骨

完成低到低截骨的操作方法，除其头侧端是终止在与内侧截骨汇合处外，与低至高截骨完全一样。在此处，将骨凿重新转向，直接向内继续穿越鼻背，完成内侧截骨，或者在眉间褶皱处做另做穿刺口，由内向外切开，并与下方的外侧截骨汇合。

（四）中间截骨

该截骨方式通常接近鼻骨和上颌骨额突相连的骨缝线。操作时，先从截骨线的中部开始（该位置更稳定），向梨状孔行进，完成下半部截骨，继而将骨凿返回起始点，朝头侧行进，并略微超过内眦韧带连线。该截骨线穿经骨质菲薄区域，最小的锤打力度即可完成操作。锋利的骨凿和轻柔的凿骨操作可预防该部位发生失控性骨折或过多骨折碎裂。

（五）双平面截骨——低到低和中间截骨

双平面截骨包含了先前讨论的所有原则。实施双平面截骨时，为保留骨性外侧壁的稳定性，应先实施中间截骨，再行骨性鼻锥基底的外侧截骨。沿低到低截骨路径上行时，将横穿中层截骨的头侧部分，并连续线形切开骨性鼻锥的内侧，以便于松动骨性鼻锥侧壁。对于骨性鼻锥明显宽大的病例，切开略微越过内眦连线，可减少截骨汇合处切开不全的风险，亦可降低失控性骨折的风险。

四、骨锤击打的技巧

截骨过程中，骨锤的选择和击打技巧的重要性通常被忽略。推荐选用 Cottle 型骨锤，骨锤的重量应体现在锤头，而非锤柄或整个锤部，锤头有一个平面，一个圆形凸面，平面用于击骨凿根部进行切骨，另一面用于压碎骨，或击打软骨挤压器压碎软骨。

击打时，应为手腕活动带动骨锤，运用其自身重量（而非用手或前臂的力量），保持与骨凿的根部平面呈直角的方式敲击，并在接近截骨路径止点时逐渐减小，防止不必要的副损伤。传统骨凿截骨时，第一次击打为单次敲击，其目的是使骨凿进入上颌骨额突，然后采用"双击法"：第一次轻敲一下，根据声音判断骨凿的位置是在薄骨、厚骨或软组织上；第二次敲击略重，是切开骨的操作。经皮外入路微型骨凿截骨，一般采用"双击法"。根据击打方式的不同，主刀医生需发出类似"空""空空"的击打指示，由助手用骨锤敲击骨凿，主刀医生把控截骨位置和方向来完成操作。

五、截骨模式选择

截骨模式大致可分为完全骨折和不完全骨折两类，差别在于后者含有青枝骨折，后者术后的鼻锥稳定性大于前者。

国人最常见的骨性宽鼻畸形是骨性鼻基底过宽，一般通过外侧截骨及青枝骨折的不完全截骨模式即可达到手术目的（无论是鼻腔入路的传统截骨法，还是经皮入路的微型骨凿截开法）。在新鲜尸体鼻部标本上行模拟演示操作时，无论骨折的力量来自骨凿旋转还是手指压力，骨折线都倾向于沿着骨质由厚到薄的过渡带形成（图7-37）。此时，骨性鼻锥内侧形成的青枝骨折是可控和可预测的骨折方式。

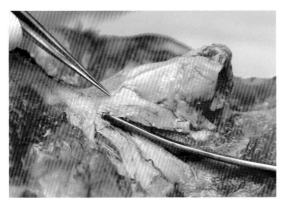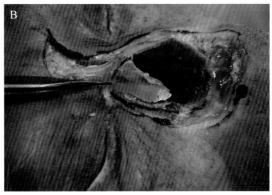

图7-37　外侧截骨术中，不同的向内推压方式所形成的内侧青枝骨折，均沿骨质厚度过渡带形成

A. 骨凿翻转方式；B. 手指下压方式

但是，对于尺寸大且厚的鼻性鼻锥进行截骨操作时，如果采用上述不完全骨折方式重新定位，则需要更大的力量使鼻骨较厚的区域发生骨折，很容易出现不可控骨折。因此，对于较大而厚的鼻骨，应选择经皮外入路的方式，采用微型骨凿完成完全骨折的操作方式（图7-38），以降低不可控骨折发生的概率。虽然，实施完全截骨术可能增加术后骨性鼻锥的不稳定性，但减少了不可控性骨折的发生，其手术效果最终仍然是值得肯定的。

事实上，在临床工作中，会时常遇到不同类别、形状和程度的复杂骨性鼻锥畸形案例，通常需要多术式组合才能较好地达到截骨目的。术前设计截骨术式组合时，一般依据骨性鼻锥的宽大程度（宽度大于内眦间距 75%）和屋顶开放样畸形的程度。但这种依据较简单且与术式的组合选择没有形成直接对应的关系。借鉴 Gruber 的观点：将鼻部宽大畸形分为骨性鼻锥基底型、混合型和骨性鼻背型三类，以及相对应的截骨术术式。并在此基础上，辅以骨性鼻锥是否偏曲、骨性鼻基底最宽位置、鼻腔外侧壁需要移动的程度为准则，选择截骨组合术式（图 7-39）。

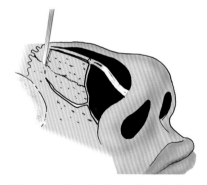

图 7-38　对于尺寸、厚度都较大的骨性鼻锥，为减少不可控骨折风险，应采用完全截骨的方式操作

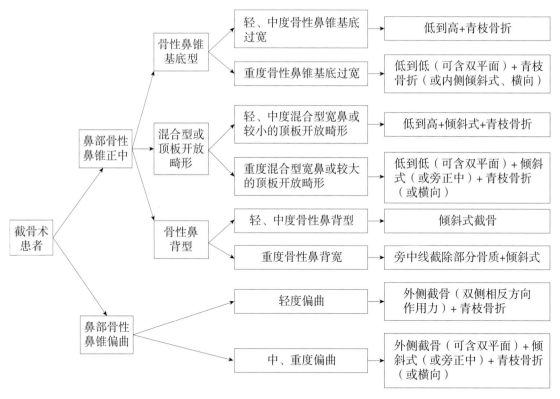

图 7-39　骨性鼻锥畸形分类及其相对应的截骨手术方案

六、内、外侧联合截骨关闭骨性"开放样屋顶畸形"

驼峰鼻畸形矫正，通常是去除鼻骨和中隔软骨水平部，以降低鼻背异常突出度的操作，术中会形成不同程度的骨性"开放样屋顶畸形"。此时，需要联合内、外侧截骨的方式使骨性外侧壁（残留的垂直部）内移，关闭鼻背开放部位（图 7-40）。在鼻背部关闭不全或鼻背宽度变窄的情况下，尚需与扩展移植物相结合，以矫正此类畸形。在截骨操作顺序上，应先行内侧截骨，再行外侧截骨，以避免骨性侧壁出现过多骨性碎片和鼻锥的不稳定。

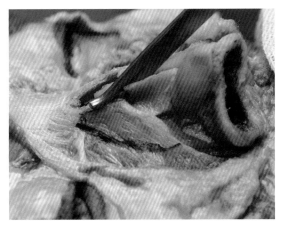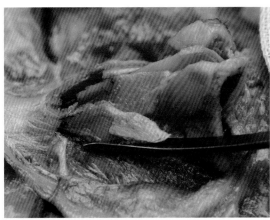

图 7-40　内外侧联合截骨，关闭"开放样屋顶畸形"

七、骨性鼻锥偏曲矫正

骨性鼻锥偏曲大致可分为轻、中、重三个类型，致病原因大致包括先天性、继发于外伤或手术的后天性两类。

轻度病例，在临床表现上，可分为两类情况：其一，鼻背基本居中，因外鼻侧壁局部（单独骨性鼻锥或联合软骨性鼻锥）凹陷而形成视觉误差，导致偏斜外观，无通气功能障碍；其二，骨性鼻锥偏斜较明显，并致使软骨性鼻锥轻度偏曲或无偏曲，无通气功能障碍。因此，两者在治疗上也存在一定的差异：前者以局部移植物（自体筋膜组织、边缘修剪且挤压处理过的自体软骨等）掩饰的处理方式为主；后者以双侧外侧截骨（以中线为基准，采用相反方向作用力改变双侧外侧壁的基底位置及坡度）和内侧青枝骨折的截骨手术矫正，较为特殊的是，此类外侧截骨在骨性鼻锥侧壁长且平缓的一侧行内向性骨折，而在短且陡的一侧行外向性骨折，侧壁较长一侧的截骨平面比较短一侧稍高（确保无阶梯样畸形），使得截骨线到鼻背的距离是一致的，以达到截骨后鼻锥两侧壁等高的目的。

中、重度病例，多数是外伤因素导致鼻骨、上颌骨额突及筛骨垂直板骨折后形成的塌陷、移位等畸形，且可能同时连带软骨性鼻锥、鼻小叶产生明显偏斜，至于功能方面，则可伴有或不伴有鼻腔通气障碍。因此，针对此类病例，不能将偏曲的骨性鼻锥孤立看待，而应该对鼻部支架整体进行设计手术方案，并注重预判术后是否可能形成或加重鼻腔通气功能障碍。治疗原则及一般顺序如下：①采用开放入路术式，将偏曲部位的不对称软骨支架结合处及骨 - 软骨支架被覆软组织区域的挛缩瘢痕或粘连彻底松解，包括：下外侧软骨之间及其与中隔尾侧缘之间的软组织连接处，上、下外侧软骨之间的卷轴区，鼻中隔与两侧黏软骨膜之间的附着处，上外侧软骨表面及其与中隔软骨的结合处，骨性鼻锥表面等；②矫正或重建偏曲的鼻中隔，应用自体软骨移植物调直并加强中隔支撑、改善鼻背形态、预防或修复内瓣角缩窄（详见第 4 章第四节），评估上、下外侧软骨的对称性，并根据情况进行修整；③若存在下鼻甲肥大，尤其是术中可能影响中隔软骨复位的情况，可行同期治疗（耳鼻喉科医生同台行会诊手术）；④通过截骨术重建骨性鼻锥的对称性：首先，明确骨性鼻锥背部突出度是否需要降低，并判断其对称度，如需降低高度，通常在短而陡的一侧锉磨或切除的量较对侧少一些；其次，应用双侧外侧截骨（单侧内向性骨折和对侧外向性骨折）、内侧倾斜式截骨（或旁正中截骨）和青枝骨折（或内侧横向截骨）的方式，使骨性鼻锥和鼻中隔分离、松动并旋转骨性鼻锥进行矫正，若一侧骨性侧壁存在凸起外观（相对另一侧），则需在该侧追加中层截骨，以矫正、平衡双侧骨性侧壁的弧度、外形。此外，可采用"翻页式"截骨的顺序，即先做一侧的外侧截骨，然后是同侧的内侧截骨和对侧的内侧截骨，最后是对侧的外侧截骨。

八、截骨术的禁忌证

截骨术的禁忌证有：鼻骨薄且易碎的老年患者，鼻部皮肤软组织肥厚和 / 或有增生性瘢痕病史的患者，先天性短鼻骨及长鼻骨患者等，较为特殊的是以下两种：

在短鼻骨患者中，鼻支架中软骨穹隆占有更大的比例，传统的外侧截骨缩窄鼻部手术可能并不是必要的操作（图 7-41）。如果必须行外侧截骨，则应尽可能在上颌骨额突的低位截骨，以避免中部穹隆过分缩窄。对于鼻根点至鼻缝点距离小于 1cm 的短鼻骨患者，若进行外侧截骨，其截骨线的顶端会因骨质厚度的变化而发生背侧横向、斜形的骨折（类似内侧截骨线），存在上外侧软骨塌陷的风险，从而引起继发鼻畸形和鼻腔阻塞等并发症。

在长鼻骨患者中，上外侧软骨的长度一般过短，外侧截骨后，随骨性侧壁内移，上外侧软骨会向内移动过多，导致内鼻瓣角度过度减小，从而可能引起鼻部通气功能障碍。

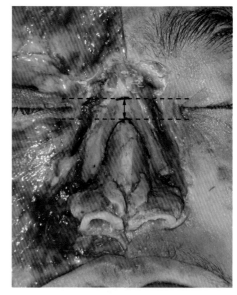

图 7-41　新鲜尸体标本展现的短鼻骨外观

第 8 章

鼻底区域解剖 – 美学分析及相关手术操作

长期以来，鼻底区域通常被认为在美学外观及功能方面都不占主要地位，是医师们最易忽视且缺乏了解的区域。但是，当我们充分研究解剖、美学要素及临床病例回顾后，会发现该区域的手术并没有想象得简单，反而可能因为术前诊断、分析、手术计划的不恰当而影响术后外观（甚至产生无法修复的畸形）及功能。本章将首先全面分析鼻底各亚单位的解剖 – 美学关系，继而对各亚单位内所涉及的相关手术进行解析，以期能够全面的阐述该区域的相关问题。

第一节　解剖 – 美学分析

影响鼻底区域的美学、功能因素众多，术前诊断、分析非常复杂，需要对解剖、美学知识，以及鼻底与相关结构的关联性有充分的认知。从最重要的解剖角度来讲，不能将鼻底区作为一个孤立的解剖实体看待，而应将其与邻近结构统一成一个紧密的组合体来分析、判断（图 8-1）。例如，在判断鼻翼缘退缩或小柱悬垂的病因前，必须理解鼻翼缘 – 前鼻孔 – 鼻小柱三者之间的相互关系及影响，并从侧面将三者作为一个整体综合评价；鼻小柱形态与其内部下外侧软骨内侧脚尺寸、形态及软组织量相关，此外，中隔软骨尾侧缘对鼻小柱也会产生重要的影响，可以导致其偏曲、退缩或悬垂等畸形。因此，我们需要对鼻底区各亚单位进行全面、系统的分析和诊断，选择合适的手术方案。

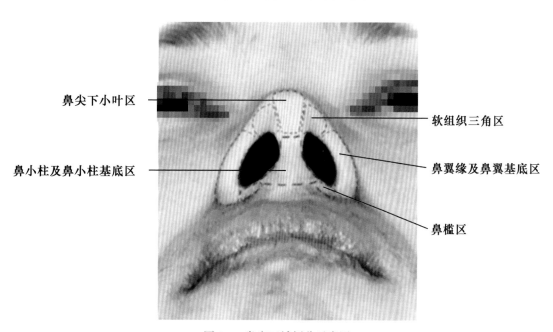

鼻尖下小叶区

鼻小柱及鼻小柱基底区

软组织三角区

鼻翼缘及鼻翼基底区

鼻槛区

图 8-1　鼻底区域划分示意图

一、鼻小柱及鼻小柱基底区

鼻小柱及鼻小柱基底区上界为鼻孔顶点连线，两侧界为鼻小柱侧缘及向两侧延伸，止于人中嵴向上的延长线，下界为鼻唇交界（图 8-1）。该区血供是由上唇动脉分支的鼻小柱动脉提供，位于内侧脚尾侧缘内侧，靠近真皮网状层（图 3-20A）。该区的深部支架结构由下外侧软骨的内侧脚构成（图 1-1）：内侧脚小柱段是鼻小柱的主体结构，而足踏板段自起始点向外下延伸至鼻槛则构成鼻小柱基底区，其内有皮下浅筋膜、口轮匝肌浅层鼻束、降鼻中隔肌等多种软组织成分填充（图 8-2）。

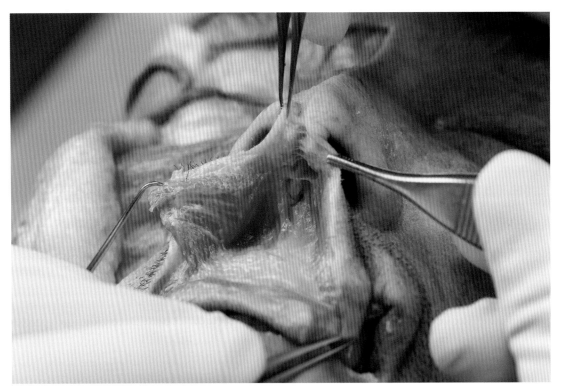

图 8-2　新鲜尸体标本所展现的降鼻中隔肌

该区最主要的美学标志是鼻小柱 – 上唇角、鼻下点，是决定鼻部外形，鼻 – 唇、鼻翼缘 – 鼻小柱相互关系以及鼻 – 面关系和比例的重要因素。"鼻唇角"经常容易与"小柱 – 上唇角"的概念混淆，事实上两者差别较大。侧面观时，前者指鼻孔最前点和最后点间画线与面部垂直平面形成的角度，后者指鼻小柱与上唇之间的夹角。从手术相关性和描述的准确性来说，小柱 – 上唇角具有更大的应用价值，一般女性为 95°～105°，男性为 90°～100°，理想的鼻小柱支应该有轻度的凸起，主要用来评价鼻部是否上翘，上唇支理想情况下应与面部垂直面接近。此外，鼻中隔尾侧缘、上颌骨、咬合关系及牙齿的倾角等因素均可能对该角度产生影响。鼻下点是指鼻小柱支与上唇支之间的交点（侧位观）或曲线（正位观），对应的深部解剖结构是多种软组织、中隔尾缘和前鼻嵴等结构，这些组织结构均会影响其形态和位置。

临床工作中，鼻小柱支、鼻下点和上唇支应该进行统一分析，并且理解中隔尾和 / 或

前鼻棘对鼻小柱 – 上唇角、鼻下点的重要影响。鼻中隔软骨中角、后角和前鼻棘位于鼻小柱 – 上唇的交界区域，这些结构过分发育会形成鼻小柱悬垂，导致鼻 – 上唇交界处蹼状形态，但多数情况下，是鼻中隔尾端因素多于前鼻棘过度发育因素。因此，应在鼻中隔尾端塑形全部完成后再对前鼻棘因素进行评估和处理，有时亦需使用膜性中隔部分切除术。相反，则呈现东亚人较为常见的鼻小柱退缩外观（图 8-3）。手术时，常以中隔延伸移植物或鼻小柱支撑移植物下推鼻小柱来矫正，也有部分医生采用假体植入的方式。这类移植物或置入体应避免过长，否则，在微笑时，上唇会出现横向皱纹和 / 或植入体产生摆动等异常（图 8-4）。术前检查时，可分别在安静和微笑时，对鼻小柱 – 上唇角仔细地进行视诊和触诊分析。

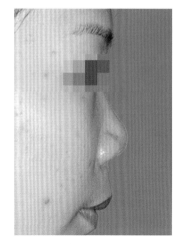

图 8-3 侧位观，患者鼻小柱退缩的主要解剖学成因是中隔软骨尾侧缘及前鼻棘的发育不良

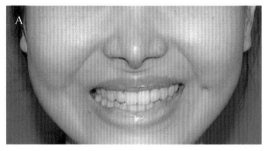
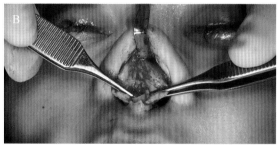

图 8-4 A. 做微笑动作时，因中隔延伸移植物过长，在上唇处形成横向褶皱；B. 修复手术中，发现过长硅胶置入体的位置

二、鼻尖下小叶区

鼻尖下小叶区的上界为鼻顶连线，两侧界为软三角区的内侧缘，下界止于鼻孔顶点连线（图 8-1）。鼻尖下小叶处的血供主要由鼻小柱动脉分支形成（图 8-5）。鼻尖下小叶深部支架为下外侧软骨的中间脚。中间脚的尾侧缘向外张开，决定鼻尖下小叶的宽度及饱满度（侧面观），而被覆的软组织量决定鼻尖下小叶的圆润度（图 8-6）。

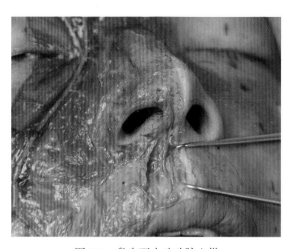

图 8-5 鼻尖下小叶动脉血供

195

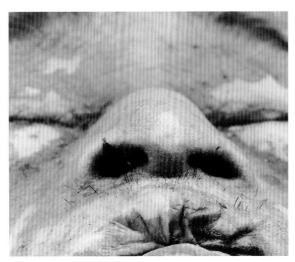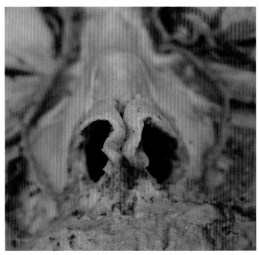

图 8-6　中间脚小叶段时有不对称，但互为嵌合，且被外部皮肤软组织所掩盖

　　该区解剖 – 美学分析主要从正、侧、底位三个角度观察。参照 Daniel 的分析，将重要体表标记点与深部支架结构紧密联系在一起：体表标记 C' 为小柱 – 小叶点，对应内侧脚与中间脚的转折处；T 为鼻尖表现点，对应穹隆最高点；I 点为上述两点之间的凸起，通常对应穹隆切迹的内侧膝（图 8-7）。然而，与西方高加索人种相比，国人鼻部该区存在显著的解剖、美学方面差异：多数求美者存在下外侧软骨内侧膝发育不佳、鼻中隔软骨长度及支撑力不足等解剖特点，导致 I 点突出不明显、小柱 – 小叶角偏大及外鼻长度不足等鼻部外观；若 I 点突出明显，则形成与 Daniel 描述类似的外观特点，但从国人整体鼻 – 面关系方面分析，视觉上，尤其是侧面观，会呈现出鼻尖下小叶悬垂、鼻部长度过长的情况（图 8-8）。

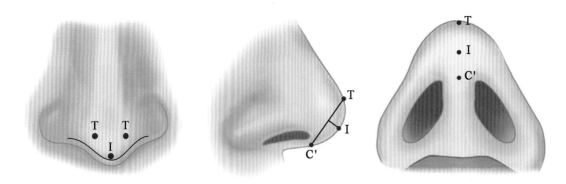

图 8-7　高加索人种鼻尖下小叶区的表面解剖标志

　　因此，从国人的审美角度来讲，正面观时，与两侧鼻翼缘相连而共同构成类似飞翔海鸥外观的点，设定在鼻孔顶部水平线的小柱 – 小叶连接处（C' 点）或其稍微靠前的位置

（而非 I 点位置），能被大多数人所接受；侧面观时，该点的定位也对下小叶位置、鼻部长度等外观影响较大，亦是鼻尖侧面翘、正面不露鼻孔的基础解剖结构之一。

东亚人鼻尖下小叶退缩、鼻小柱缩缩多是中隔软骨发育欠佳、长度不足造成的。相反，鼻尖下小叶、鼻小柱悬垂最常见原因是中隔尾过长，中脚或内侧脚和中脚结合部软骨过宽则为少数原因。

三、软组织三角区

软组织三角区上界为近三角状的弧形，对应下外侧软骨中间脚的尾侧缘，下界为鼻孔顶部的软组织游离缘，左、右界点的深部结构是下外侧软骨的内、外侧膝（图 8-1）。该区无软骨成分，是下外侧软骨内、外侧膝

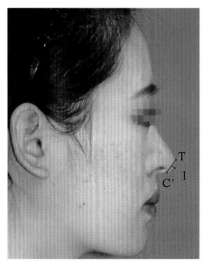

图 8-8　I 点突出明显，易造成鼻尖下小叶悬垂、鼻部长度偏长的外观

之间的蹼状软组织，部分下外侧软骨发育较差的患者，易出现软三角区退缩（图 8-9）。

软三角区是鼻翼缘组成的重要部分，对外观影响明显，也为鼻孔瓣的弹性提供了解剖学基础。但是，该区因缺乏有效的支撑结构，术后瘢痕挛缩易引起局部变形。所以，无论切口设计、手术分离均应该避开此处，以避免出现软三角区的退缩。

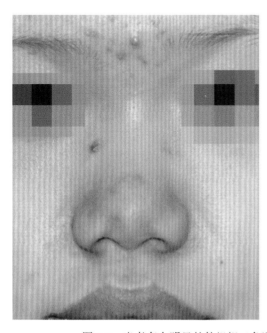
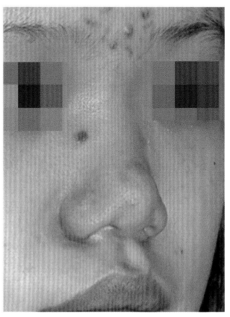

图 8-9　患者存在明显的软组织三角退缩，提示其下外侧软骨发育差

四、鼻翼缘及鼻翼基底区

鼻翼缘及鼻翼基底区的上界是软组织三角区的外界，下界是鼻翼–面颊交界，外界是皮肤软组织游离缘，内界为鼻孔外缘（图8-1）。该部是鼻孔的一个组成部分，参与鼻孔瓣的形成。该部走行较稳定的外鼻血管是侧鼻动脉（体表标志是鼻翼沟上方4mm处）及其分支，以及由面动脉发出、提供部分鼻翼血供的鼻翼动脉（图8-10）。因此，鼻翼基底楔形切除时，切口线不可过多向上方延伸，以避免损伤侧鼻动脉。

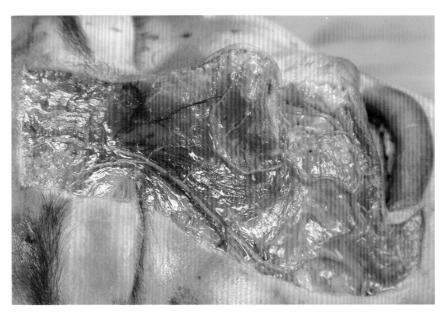

图8-10　侧鼻动脉及其分支、鼻翼动脉

该区重要的美学概念是鼻翼基底宽度和鼻翼张角（图1-40）。鼻翼基底宽度是指两侧鼻翼基底翼褶之间的距离，与内眦间距相等或宽1～2mm（每侧）；鼻翼张角是指翼底的最宽点，常位于翼褶上方几毫米，通常宽于鼻翼基底宽度。这两种美学概念需分辨明确，因其分别决定着不同的手术方式：通过鼻翼楔形切除来缩短鼻翼张角，而缩短鼻翼基底宽度需要鼻孔底部分切除和鼻翼基底内移。

鼻翼区内基本无软骨支撑结构，由表面皮肤、鼻前庭皮肤及两者之间的纤维组织、肌肉和部分脂肪构成。其中，鼻翼小叶及鼻槛皮下存在一特殊结构——纤维组织层，是外侧脚转折点与内侧脚足踏板之间一个连续的、类C形皮下纤维组织环，其贯穿鼻翼脚和鼻槛，并与提上唇鼻翼肌、鼻肌基底部的肌肉相连，对鼻翼小叶、鼻翼缘起到重要的结构性支撑作用（图8-11）。因此，手术重建鼻翼小叶和鼻翼缘支撑时，则需要一定量的软骨支撑才能维持其形态（图8-12）。

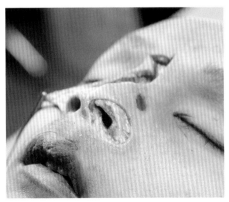 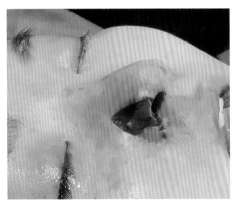

图 8-11　鼻翼小叶及鼻槛皮下的致密纤维
组织结构

图 8-12　鼻翼瘢痕挛缩导致鼻翼缘严重退缩
矫正时，需要软骨移植以增强支撑力

　　鼻翼缘的轮廓还受内部和外部肌肉的影响。例如，鼻孔张肌因第七对脑神经瘫痪、手术或疾病原因而受损，则鼻翼缘不仅失去其正常的凸度，而且在吸气时还会出现鼻翼塌陷的症状（图 8-13）。

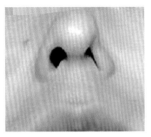

图 8-13　面神经损伤所致的
鼻翼塌陷、鼻翼缘轮廓丧失
（左侧）

　　鼻翼基底的位置可以分为前后、上下、水平三个方位进行分析。在前后方向上，其位置主要受该区域肌肉、皮下脂肪等软组织及梨状孔周边的上颌骨发育等自身组织结构影响。此外，还需考虑牙弓形态及鼻中隔发育对鼻下端结构整体前拉的影响。在上下方向上，鼻翼基底位置主要受提上唇鼻翼肌等肌肉和梨状韧带的影响。在水平方向上，鼻翼宽度应比内眦间距略宽（应考虑个体审美及种族的差异）。此外，也应评估其与骨 – 软骨锥体基底宽度的关系，以判定缩窄鼻翼基底的必要性。

五、鼻槛区

　　鼻槛区的外侧界为鼻翼脚内侧缘，内侧界为人中嵴延长线，上界为鼻孔底，下界为唇鼻交界（图 8-1），是鼻翼基底向鼻小柱基底的过渡区域，其横向形状和突起高度个体差异很大。鼻槛内动脉血供多来自于翼下缘动脉分支（图 8-14）。

　　该部位支撑结构由鼻肌基底部、口轮匝肌浅层和致密的皮下纤维组织交织重叠构成（图8-15），肌肉的移位或者断裂是该部位移行或者畸形的主要因素，如唇裂继发唇部畸形外观。手术

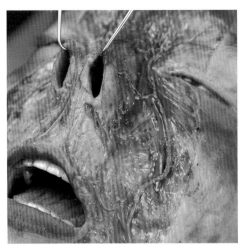

图 8-14　鼻槛内主要由上唇动脉的分支——
翼下缘动脉提供血运

修复以肌肉复位和皮肤软组织转移皮瓣为主。

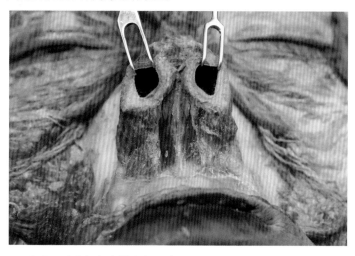

图 8-15　由鼻肌基底部朝鼻槛方向垂直发出的肌肉纤维，以及致密的纤维组织

六、鼻孔

　　鼻孔是一个孔隙，形状千变万化，而且通常不对称，是鼻整形手术的难点。理想的鼻孔形状是一对对称的斜椭圆形或泪滴形。随着求美者审美能力的逐渐提高，要求理想的鼻孔形态和对称性的诉求也日趋增多。

　　从构成结构上来说，它的影响因素是周边组织结构（图 8-16）：软组织三角区形态对鼻孔顶尖的影响；鼻中隔高度不足，鼻翼基底宽度增大并向两侧扩张，影响鼻孔形态；鼻翼缘组织的厚薄；鼻小柱及鼻小柱基底宽度和位置；鼻小柱基底的坡度差异；鼻小柱-小叶比例等。因此，需要深刻理解能对鼻孔产生影响的鼻底亚单位，对症处理周边相关组织结构才能改善其外观，获得一个满意的鼻孔形态。同时，需要重视上述结构变化引起鼻孔瓣缩小，造成通气功能障碍。

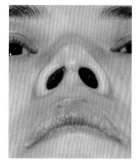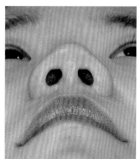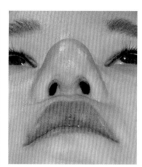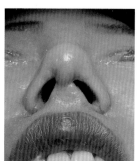

图 8-16　周边组织结构对鼻孔的影响

第二节　鼻翼缘退缩的术中预防及治疗原则

无论是先天性发育，或是创伤后、手术后并发症，鼻翼缘退缩在鼻整形外科中都是一种较为常见的临床表现形式。该症状的防治需要深刻理解相关应用解剖学关系，避免术中可能引起鼻翼缘退缩的错误操作，总结出系统的治疗原则和方案。

一、诊断标准

鼻翼缘退缩的诊断主要是根据鼻翼缘 – 鼻小柱相对关系所决定。Sheen 和 Gunter 医生都曾对此进行过系统的描述，Gunter 认为，在鼻小柱位置正常情况下，两者间距离大于4mm 可判断为鼻翼缘退缩。而对于国人来讲，受"面相学"传统思想意识或审美的影响，则尤为在意"露鼻孔"外观。所以，在临床实践中，在鼻小柱位置正常情况下，作者以鼻翼缘 – 鼻小柱间距大于 3mm 为诊断标准来诊断、评估鼻翼缘退缩。

二、应用解剖学分析

分别从正面、侧面行鼻翼缘退缩的解剖学分析（图 8-17）：正面观，鼻翼缘位置主要与上、下外侧软骨间连接形态，下外侧软骨外侧脚曲度轴形态（宽度、凸度）和支撑力，以及下外侧软骨外侧脚定位轴与中线夹角大小相关；侧面观，上外侧软骨、卷轴区组织、下外侧软骨及鼻翼软组织等结构均可能会影响鼻翼缘的位置。因此，引起鼻翼缘退缩的解剖学因素可以从上外侧软骨、卷轴区、下外侧软骨、鼻翼软组织这四个方面分析。

就上外侧软骨而言，它是构成鼻部侧面长度的主要部分之一，与下方组织结构存在间接的关联性，其引起鼻翼缘退缩的主要原因是自身长度不足。

卷轴区是上下外侧软骨的结合位置，由致密的韧带组织（其间也可能存在籽状软骨）构成连接组织，并且上、下外侧软骨在该区存在重叠卷曲、单纯重叠无卷曲、缘对缘、两软骨缘间分离等四种连接方式。从连接组织上来说，该区纵向韧带过紧、过短会引起鼻翼缘上移。从上下外侧软骨的结合形态分析，两者重叠过多是导致相对长度短缩的解剖因素。而在作者既往的解剖统计中，重叠卷曲和单纯重叠无卷曲两种类型约占总类型的 80%。因此，该区是术中需要重点分离的区域（图 8-18）。

下外侧软骨引起鼻翼缘退缩的解剖因素，有相对长度因素，如外侧脚过凸或过凹（图 8-19）、外侧脚过窄，有外侧脚支撑力不足所致的下推力量欠佳因素，以及外侧脚 – 中线夹角过小引起的外侧脚头侧旋转因素。Daniel 认为，该角度最好不要小于 45°，否则可能会引起鼻翼缘退缩。

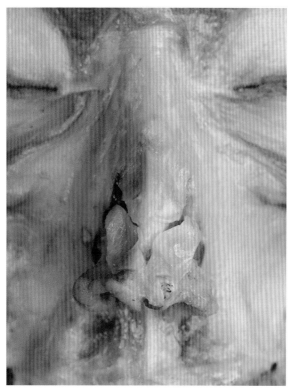
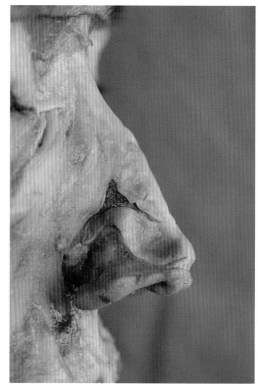

图 8-17　影响鼻翼缘位置的结构观察

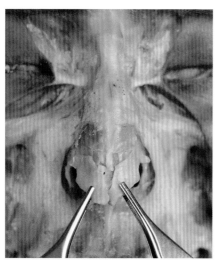
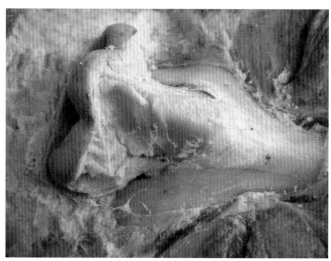

图 8-18　卷轴区的分离　　　　　图 8-19　下外侧软骨外侧脚过凹导致鼻翼缘退缩

　　鼻翼软组织的解剖因素主要为自身组织结构因素，如软组织支撑力不足或薄弱，不足以下推鼻翼缘，以及鼻翼软组织绝对量不足，导致先天性鼻翼缘缺失。

三、术中预防

　　综上解剖学分析，可以分析出术中可能引起鼻翼缘退缩的不当操作，并采取相应的预防措施：

　　1. 软骨下缘切口过度靠尾侧　该操作不但会造成术中分离层次不清、出血多，而且因术后缺少外侧脚尾侧缘软骨有效支撑、鼻前庭处的切口瘢痕挛缩，会导致鼻翼缘退缩。因此，对于经验不丰富的术者或行复杂的修复手术时，术前标记正确的切口线可有效避免此类并发症。

　　2. 贯穿穹隆缝合、外侧脚窃取技术　均是对单侧穹隆段进行的缝合操作。术中需严格把握适应证、缝合位置、方向及力度，如缝合过于靠外侧、头侧，外侧脚将向头侧移位，引起鼻翼缘退缩。因此，术中需边缝合收紧，边观察外侧脚、中间脚的位置结构变化，评估、权衡该操作的利弊，做出正确的取舍。

　　3. 穹隆间缝合　是通过缝合的方式对两侧下外侧软骨穹隆段进行的操作。如果该操作过于靠近头侧、外侧，可使外侧脚向头侧移位，从而引起鼻翼缘位置向上移动。若产生此类现象，则需重新在正确的位置给予缝合。

　　4. 外侧脚跨越缝合　是穹隆头侧、外侧脚内侧之间的水平褥式缝合。在不恰当的位置进行缝合，容易引起外侧脚变形和移位，而且缝合的力量控制、打结松紧程度等，可引起外侧脚 – 中线的夹角减小，导致鼻翼缘退缩。术中需严格把握该操作的适应证，并避免上述不当操作。

　　5. 外侧脚头侧切除　适当切除过宽的外侧脚软骨，以保留剩余外侧脚软骨有足够的支撑和下推力量，并能够对抗术后瘢痕收缩，预防鼻翼缘退缩。

　　6. 外侧脚全切除技术或移位技术　尽可能避免此类操作，否则下推鼻翼缘的支撑力减小或丧失，以及瘢痕的向心性挛缩力量会导致鼻翼缘向头侧退缩。因此，如果选择此类技术，必须行外侧脚重建技术，以避免相关并发症出现。

　　7. 中间脚缝合、应用过长的鼻小柱支撑移植物等中线过度延长操作　术中需协调中线与鼻翼缘的关系，避免因上述中线过度延伸的一些操作，造成鼻翼缘 – 鼻小柱相对关系失衡，引起假性鼻翼缘退缩。

四、手术治疗原则

　　在具体矫正鼻翼缘退缩的每一病例中，需要根据患者诉求、术前判断、术中实际情况以及具体应用的移植材料等因素，选择性地综合应用以下三项基本原则，以达到最佳的治疗效果。

1. 软组织的松解 卷轴区松解是延伸鼻翼缘纵向位置、鼻延长的基础操作，符合整形外科的损伤最小化原则。部分轻度鼻翼缘退缩通过此操作，并结合相关移植物使用即可达到矫正效果。主要术式包括：卷轴区纵向韧带松解、外侧脚头侧切除（开）两种方式。

2. 支撑结构的加强 是与鼻翼缘退缩相关的鼻部软骨构架力量的加强。此类操作不仅加强支撑力和下推力，还能预防后期的瘢痕挛缩力，预防鼻翼缘退缩复发。主要包括：①应用外侧延伸移植物并将其固定、缝合于上 / 下外侧软骨之间，用于延长上外侧软骨的尾侧缘，充分补足上外侧软骨的长度缺陷；②应用外侧脚突度控制缝合、外侧脚支撑移植物、外侧脚盖板移植物和外侧脚尾缘延伸移植物等，改变外侧脚突度，增加宽度和支撑力；③应用外侧脚跨越移植物，增加下推鼻翼缘的力量；④外侧脚复合组织瓣旋转：通过"Z"改形换位，将外侧脚复合组织瓣向下旋转，增加下推鼻翼缘的力量（图 8-20）。

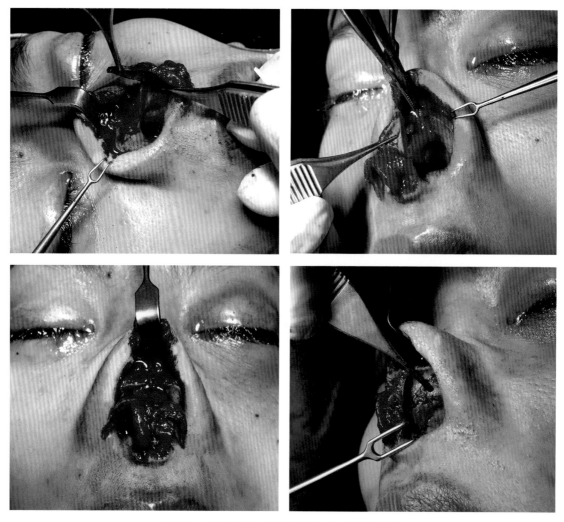

图 8-20 外侧脚复合组织瓣旋转矫正鼻翼缘退缩

3. 组织量不足的补充 皮瓣转移联合软骨移植支撑，或耳郭复合组织移植是特殊病例的适应证。

第三节 鼻翼缘及鼻翼基底区相关手术操作

该区手术所涉及的范围主要包括：鼻翼缘形态的调整，鼻翼张角或基底宽度、凹陷程度的修改。前者的诊断、手术方式较简单，而后者的诊断、分析、分类方法则较为混乱，易引起误解，不利于分析、指导手术。牛永敢医生依据面部分析的基本原理，提出了一种体系化的分类方法：从鼻翼基底点在三维坐标体系里的位置为构架，系统分析鼻翼基底相关畸形的诊断，并提出了与之相对应的手术方案。该方法分类完善、便于诊断，也使得手术方案设计精准，值得借鉴。

从分析流程上，也即美学标准上来说，首先，需定位鼻翼基底点（鼻翼基底与唇部交界的最下点）的位置：在垂直方向上，该点位于经内眦的垂线上或外侧 1~2mm；水平方向上，两侧鼻翼基底点的连线距鼻小柱上唇交界点约 2mm；在前后方向上，鼻翼基底的位置与上颌骨发育密切相关。其次，行鼻底位分析，明确有无鼻翼跨度过大的问题。从分析内容上来说，根据上述鼻翼基底美学标准进行具体的阐述、分析：垂直方向上鼻翼基底点的位置分为高、正常、低三种类型；水平方向上分为宽、正常、窄三种类型；前后方向上分为凹陷、正常、前突三种类型；底面观分为有或无鼻翼外张。此外，根据鼻翼缘的厚度形态又可分为厚、正常和薄三种类型。

根据上述分类、分析方式，临床表现上，鼻翼缘及鼻翼基底区的异常外观主要分为 5 类：①鼻翼缘厚度上分为鼻翼缘肥厚和鼻翼缘过薄；②鼻翼基底宽度上，分为鼻翼外张或鼻翼基底宽度略宽，鼻孔正常，即鼻翼最外点间距过宽；翼底宽大，无鼻翼外张，即鼻翼基底点间距过宽；鼻翼基底宽度不足，多数指鼻翼基底最外点间距过窄；③鼻翼悬吊或悬垂，是指鼻翼基底点在垂直方向上的过高或过低；④鼻翼基底凹陷或过突，是指上颌骨发育不良或者过度；⑤混合性鼻翼缘及鼻翼基底畸形：含两种及以上的上述畸形；⑥鼻翼基底术后继发畸形，形态多变，畸形程度和表现不一而足。上述畸形的前 4 类均有相对应的手术解决方式，如下文所示。较为特殊的是第 5、6 类畸形，混合型畸形应根据畸形混合种类选择组合对应的术式，而术后继发畸形的治疗则更为灵活，且要求医生能够熟练使用各类整形外科技术，具体问题具体分析，制订相应的解决方案。本节仅讨论前 5 类畸形。

鼻翼缘及鼻翼基底区的手术范围内均是软组织，受周边肌肉、软骨的影响较大。手术前，根据以上分析方法，从多个方位进行鼻翼与鼻部整体和面部的对称性、协调性分析，明确鼻翼畸形的诊断，从而制订出最恰当的手术方案设计。

从手术顺序上来说，术中鼻部一些亚单位的调整会影响鼻翼基底宽度、外张度和凹陷度等形态，以及其与鼻、面部的协调，因此，鼻翼缘及鼻翼基底区的操作通常需要在手术的稍后阶段进行。此外，鼻翼基底区手术一般根据该区域术式对鼻下端张力的影响来分开制订：如果手术可能使鼻下端的张力下降，则应在鼻背、鼻尖、鼻骨基底宽度等亚单位调整之后，手术即将结束时进行；如果手术可能使鼻下端张力增加，则应在鼻尖最终成型之前实施，以防止鼻翼基底手术对鼻尖突出度的影响。

一、鼻翼缘畸形

肥厚的鼻翼缘不仅造成前鼻孔狭小、鼻翼缘臃肿、鼻翼缘下垂，也可能影响鼻腔的通气功能。该症状可通过鼻翼缘"新月形"切除进行校正（图8-21）。其手术目的为：改善鼻翼厚度，改变鼻孔形态，轻度上提鼻翼脚。

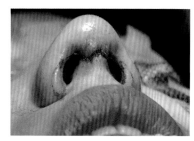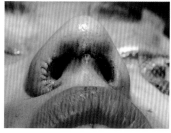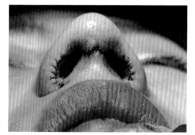

图8-21　鼻翼缘肥厚的矫正

鼻翼缘肥厚"新月形"切除的切口设计为：外切口平行于鼻翼游离缘的皮肤侧，内切口沿鼻翼游离缘鼻孔侧。常规局麻药或肾上腺素盐水注射（全麻时）后，楔形切除中间部分软组织，双极电凝充分止血，使用6-0普理灵线连续缝合，因内、外切口长度不等，应注意调整每针间距，均匀分布张力。

针对鼻翼过薄的患者，可以使用脂肪注射或使用鼻翼缘移植物来改善。

二、鼻翼外张或鼻翼基底宽度略宽，鼻孔正常

鼻翼外张或鼻翼基底宽度略宽，但鼻孔形态正常是较常见的国人鼻部临床特征之一，是由单一因素引起的鼻翼畸形。通常的手术计划是鼻翼基底"新月形"切除（图8-22），其手术方案目的为：缩窄鼻翼外张程度，不影响鼻孔宽度，切口瘢痕不明显。而非单独依靠缝线牵拉两侧鼻翼基底内收、缩窄那么简单：皮下纤维组织环结构的完整性、周边肌肉的侧向矢量牵拉力与缝线产生的内向聚合力相互拮抗，会导致效果并不持久可靠，而且容易出现局部凹陷等畸形（图8-23）。

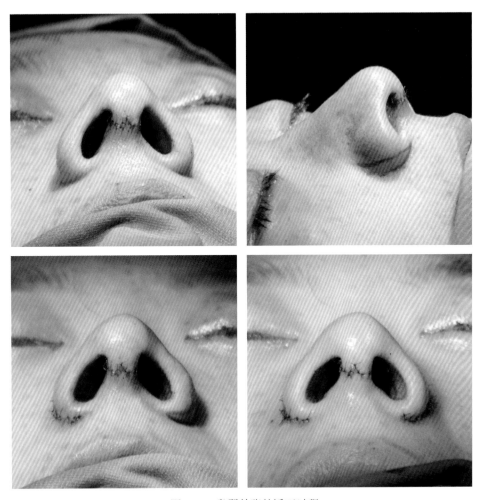

图 8-22　鼻翼外张的矫正过程

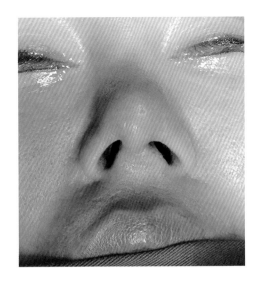

图 8-23　缝线法内收鼻翼基底后出现的凹陷畸形

207

手术切口设计为：首先，标记鼻翼"新月形"切口下缘，以翼面沟上方 1mm 处为切口下缘设计线（严禁在翼面沟上做切口），外侧起于与经内眦垂线相交的位置，内侧止于鼻槛缘下方 2~3mm 处，根据拟行切除宽度（或高度），在鼻翼中部做标记点，并经此点画出上缘切口，与下缘切口内、外侧止点汇合。切口上、下缘呈不等长的类梭形，切除宽度可达到 2~7mm。需要警惕的是，此类切口外上方的起始处不应该过于偏上（鼻翼沟之上），即使设计切除鼻翼基底组织的宽度（高度）较大，过度向上延长切口也不利于手术结果，且反而可能危及鼻尖皮肤软组织的动脉血供（伤及侧鼻动脉及其分支），并增加切口瘢痕的显露；而内侧止点设计时，除鼻下端严重宽大畸形等特殊情况，一般不应过于靠内、过于接近鼻翼脚 – 鼻槛连接处，且不应设计在鼻槛嵴上，甚至越过鼻槛进入鼻前庭内，以避免鼻槛处术后出现凹陷性瘢痕、软组织缺失等畸形（图 8-24）。

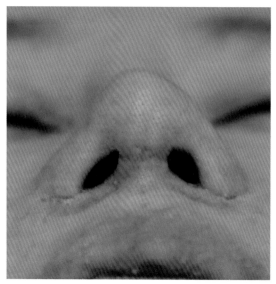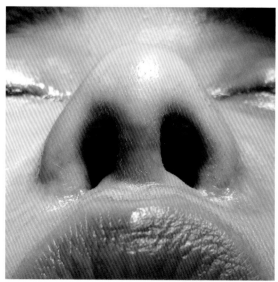

图 8-24　鼻翼外张错误的切口设计和手术方式导致的术后畸形

鼻翼基底区的手术操作要求术前标记精确，术中稳定鼻翼组织、精确切开及关闭。常规局麻药或肾上腺素盐水注射（全麻时）后，至少等待 5 分钟，术者再用软骨镊夹持、稳定鼻翼外侧，同时略向外翻鼻翼组织以显露切口线，采用 15 号刀片沿标记线仅切开皮肤和皮下浅筋膜。常见错误是，切口切割过深，累及切口深层的肌肉并在随后的操作中被去除，甚至切透整个鼻翼至鼻腔内，产生相对组织缺损，形成切迹。事实上，应该行软组织楔形切除以减小鼻翼张角，且切除的深度应控制在肌肉层表面，不可穿透鼻前庭皮肤。保留的切除区深层肌肉并不会像想象那样引起局部的过度饱满（不管切除区域多宽），反而可为切口深部提供组织填充，避免出现死腔血肿和继发的收缩和切迹，也是避免术后切迹的重要操作。完成切除后，创面使用双极电凝彻底止血，类"新月形"的切口呈现一定程度的上、下侧缘长度差。通常应用 6-0 圆针型普理灵线，在切口中央部行不对称的垂直褥式缝合，而后再逐次缝合剩余切口的中央部分，直到可以矫正上述长度差，并确保切口外翻为止。最后，在剩余较宽的缝线间隙内应用间断缝合的方式精确对合剩余切口。

关闭一侧切口后，重新评估矫正的程度及与健侧的对称度，如有需要，调整另一侧鼻翼基底的标记。大部分情况下，双侧鼻翼切除的软组织量是一样的，只有当需要校正双侧不对称时，切除物的体积才会不同。通常术后第 7~9 天拆线，以防止缝线引起鼻翼沟处切割的线痕。

三、翼底宽大，无鼻翼外张

鼻翼基底宽大，鼻孔底宽大，但不合并鼻翼外张，可通过鼻孔底部分切除及鼻翼基底内移的方式得到矫正。该类手术的目的为：缩窄鼻孔宽度，切口瘢痕不明显。

手术切口设计为：参照对侧鼻翼基底宽度或拟缩窄值，在鼻孔底设计箭头形切口（水平方向宽 2~4mm，垂直方向高 2~4mm），并根据移位的程度，将切口在鼻翼基底、翼面沟上约 1mm 处向外侧延伸切口，避免术后前鼻孔变形。常规局麻药或肾上腺素盐水注射（全麻时）后，沿切口标记线行鼻孔底的皮肤软组织楔形切除及鼻翼基底处的内移切口，注意勿损伤术区切口内肌肉。经双极电凝彻底止血后，应用 6-0 普理灵线垂直褥式与间断缝合相间的方式关闭切口，保证缝合后的切口两侧过度平滑（图 8-25）。

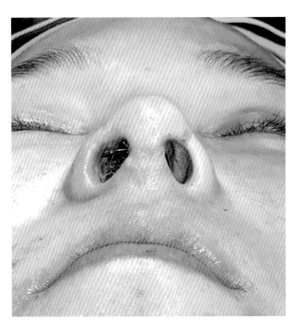
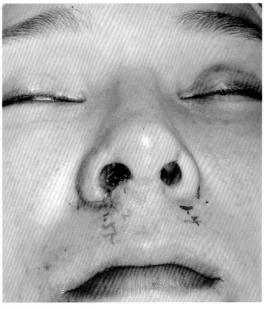

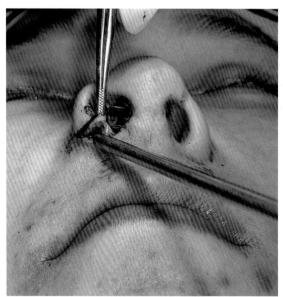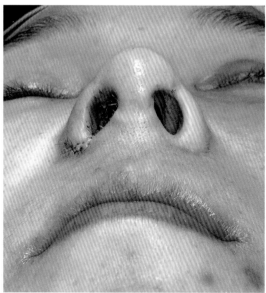

图 8-25　右侧鼻翼基底宽大的矫正过程

四、鼻翼基底宽度不足

这类畸形较少见，常见于唇裂鼻畸形患者。治疗的方法是将翼面沟的皮瓣转入鼻孔内。而对于不合并其他畸形的鼻翼基底宽度不足病例，则可使用鼻翼基底释放技术。

五、鼻翼悬吊或悬垂

（一）鼻翼悬吊

侧面观，呈现为鼻小柱基底部外露过多。应首先分析、诊断该症状是鼻翼基底上移还是鼻小柱悬垂。一般通过分析鼻小柱－上唇角大小做鉴别：如果该角度正常，则可诊断为鼻翼基底过高。

手术目的是将鼻翼基底下移，可在鼻翼基底处的上唇皮肤行月牙状切除；亦可采用局部的 Z 改形技术，将上唇拟切除的皮肤转移至鼻翼缘前庭侧；也可使用耳郭复合组织在鼻翼基底处鼻孔内做移植来下移鼻翼基底。

（二）鼻翼悬垂

侧面观，会导致鼻小柱外露程度减少。术前同样需要根据鼻小柱－上唇角大小来鉴别是鼻翼悬垂还是鼻小柱退缩。如果鼻小柱－上唇角大小正常，则需要矫治的就是鼻翼基底下移。可使用鼻翼缘切除技术来改善此症状。

六、鼻翼基底凹陷处理

鼻翼基底前后方向的高低差异，很大程度上与上颌骨发育和不对称性有关，而非软组织畸形问题。

（一）翼底松解术

对于轻度的鼻翼基底凹陷和 / 或鼻翼基底宽度不足病例，可以应用 11 号刀片在鼻翼脚的鼻前庭面刺穿皮肤，或口腔内、鼻翼基底下方的唇龈沟附近刺穿黏膜，然后应用骨膜剥离子深入鼻翼基底骨膜下分离，用以矫正轻度鼻翼基底凹陷，减轻鼻尖提高后鼻翼环的过大张力。

（二）鼻翼基底移植物

充填鼻翼基底移植物的目的是将翼底前移，对存在鼻翼基底凹陷、中面部凹陷的鼻整形患者，起到提升鼻整形术后整体效果的作用。该移植物沿梨状孔边缘放置于翼底深处的上颌骨表面，以改善鼻翼 – 面颊交界区域的低平、过深外观。可以使用雕刻的自体软骨（图 8-26）、羟基磷灰石颗粒混合物以及硅胶块、Medpore 或 ePTFE 等组织代用品。

一些植入该移植物的患者可能会存在弊端：该移植物对表情影响较大，笑时很不自然，须 3～6 个月才能逐渐恢复。此外，还有移植物移位、感染、眶下神经损伤等并发症。因此，不做特殊推荐。术前需与患者充分告知和沟通，严格把控该术式的适应证，并仔细权衡改善效果与潜在的手术风险。

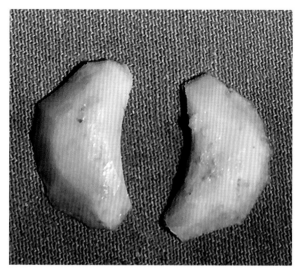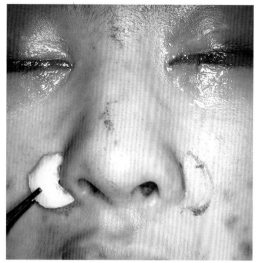

图 8-26 自体肋软骨雕刻的鼻翼基底移植物和预植入位置

七、常见的混合性鼻翼缘及鼻翼基底畸形

鼻翼缘厚度异常、三维结构上鼻翼基底的各种畸形，可以呈现多种不同的混合形式，手术方式也是各种畸形矫正术的组合。但是，需重视手术方式的组合以不影响术区及邻近位置的血运这一基本原则。

（一）鼻翼肥厚 + 鼻翼外张或鼻翼基底宽度略宽

手对应性的术方案是鼻翼缘"新月形"切除 + 鼻翼基底"新月形"切除（图 8-27）。

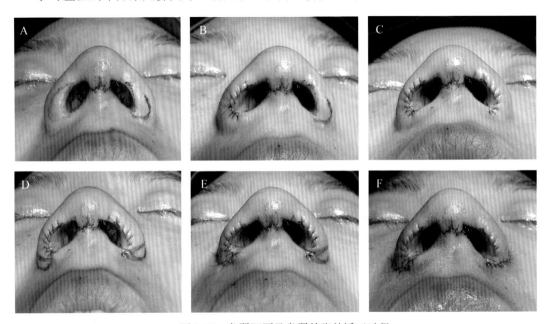

图 8-27　鼻翼肥厚及鼻翼外张的矫正过程

（二）鼻翼肥厚 + 翼底宽大，无鼻翼外张

对应性的手术方案是鼻翼缘"新月形"切除 + 鼻孔底部分切除及鼻翼基底内移。

（三）鼻翼外张 + 翼底宽大

对应性的手术方案是鼻翼基底"新月形"切除 + 鼻孔部分切除及鼻翼基底内移。

（四）鼻翼肥厚 + 鼻翼外张 + 翼底宽大

对应性的手术方案是鼻翼缘"新月形"切除 + 鼻翼基底"新月形"切除 + 鼻孔底部分切除及鼻翼基底内移。

第9章

鼻部通气功能障碍病因分析、预防及诊治

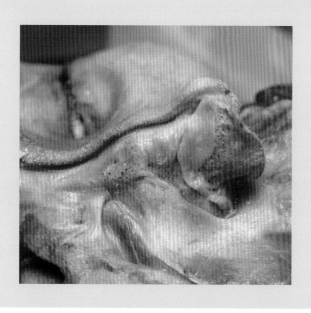

　　鼻部解剖结构不但决定器官的外形，更影响着器官生理功能的正常与否。临床工作中，鼻整形外科医生不能仅关注如何通过解剖结构改变来改善鼻部外形，而忽视结构改变亦可能导致鼻部生理功能障碍的特性。近年来，鼻整形手术后出现生理功能障碍的报道逐年增加，其中，尤以通气功能受限最为常见，甚至出现因长期通气障碍引起一系列生理、心理改变的病例。因此，我们应熟知鼻部自身结构和因整形手术引起的解剖结构变化，与外形、功能之间的关系，了解鼻部疾病对功能所产生的影响，才能预防和治疗相应的鼻部通气功能障碍。本章将主要阐述解剖生理异常引起鼻部通气功能障碍的相关因素及其临床应用，以期完善鼻整形术的术前分析、诊断和治疗，引起医生们的广泛重视。

第一节　鼻部通气功能障碍的病因分析

近年来，鼻通气功能障碍逐渐成为鼻整形术后最为常见的功能性并发症。其大致原因可分为解剖结构和鼻腔 / 鼻窦黏膜两种因素，前者是由于鼻腔解剖结构异常或改变所致，主要集中于鼻中隔、下鼻甲和鼻瓣角 / 区等部位；后者是由于鼻腔和 / 或鼻窦黏膜的相关生理、病理因素所致，主要包含各种炎症、息肉、肉芽肿、药物副作用等因素。

一、解剖结构因素

正常通气的情况下，鼻腔内部存在着与之相适应的阻力结构，便于发挥正常的相关生理作用，而非无任何阻碍。在临床实践中发现，容易发生通气异常的部位也恰恰是这些阻力结构的所在位置，这些部位的结构异常会导致局部气道阻力增加，从而产生通气障碍（鼻堵）及其他相关功能异常。Daniel 将上述鼻腔内引起通气阻力差异的主要结构命名为鼻瓣（nasal valve），并将其划分为 4 个区域：①鼻孔瓣；②前庭瓣；③内鼻瓣；④骨瓣（图 9-1）。

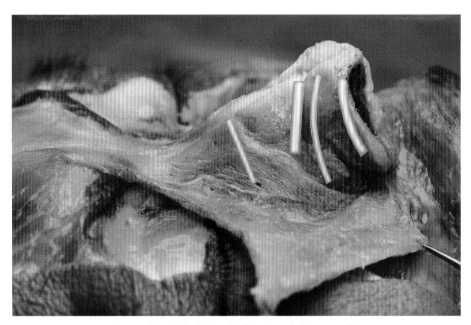

图 9-1　容易引起鼻腔通气障碍的四个鼻瓣结构位置

鼻孔瓣由鼻孔周边组织构成：鼻小柱、软三角区、鼻翼缘、鼻翼脚、鼻槛、鼻小柱基底等（图9-2）。因此，其周边结构的异常或损伤，均可能导致鼻孔瓣异常，主要包括：鼻小柱宽窄、长短、偏斜（包括下外侧软骨自身和鼻中隔软骨尾侧缘两种因素），软三角区塌陷，鼻翼缘瘢痕挛缩（图9-3），鼻翼脚过度内移和鼻小柱基底过宽等。

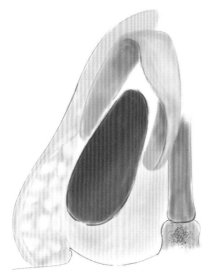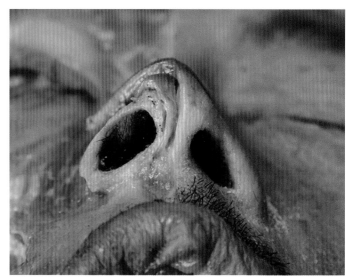

图9-2　鼻孔瓣

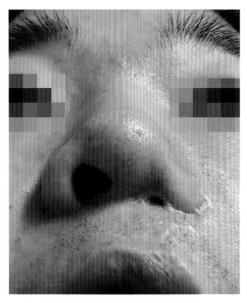

图9-3　错误的鼻翼切除方式导致鼻孔环状瘢痕挛缩，引起鼻孔瓣缩窄

前庭瓣的主要构成是：中隔软骨尾侧缘、下外侧软骨外侧脚、附件软骨、梨状孔韧带、鼻底、前鼻棘（图9-4）。该区域发生鼻堵的最常见原因是下外侧软骨和/或鼻中隔软骨过度的形态结构改变（软骨损伤、先天性缺陷等），导致鼻侧壁塌陷（图9-5），或术后前庭蹼状瘢痕，导致鼻前庭通气面积减少。此外，还有外侧脚与附件软骨连接处向鼻腔内凸起的特殊解剖情况。这些结构变化增加气道阻力，降低通气截面积，引发通气异常。

内鼻瓣可分为两个部分，狭窄裂隙状的内瓣角（鼻瓣角）和内瓣区（鼻瓣区）（图9-6）。内瓣角指的是上外侧软骨尾侧缘与中隔软骨的夹角，西方高加索人种内瓣角一般为10°～15°，强笔等对国人应用螺旋CT测算该角度的方式，得出的角度数值范围为12.4°～38.5°[平均（24.1±6.8）°]，Ichimura K等对日本人采用内镜系统拍摄照片的测量和声反射鼻腔测量的方式，得出的数值范围为 $16° \sim 45°$ [一般为（28.9 ± 6.3）°]。因此，东亚人内瓣角的角度可能普遍大于西方人。内瓣角角度减小的原因主要包括：上外侧软骨背侧软化塌陷、鼻中隔软骨背侧软化偏曲、内瓣角处黏膜增厚和撑开移植物错误使用等（图 9-7）。内瓣区是指上外侧软骨尾侧缘、鼻中隔尾侧缘、梨状孔底部及下鼻甲前端合围的区域。该区是鼻腔气道中最狭窄的部分，亦即鼻阻力最大的部位（占 40% ~ 50%），该部位对鼻腔通气的影响因素最多（包含结构性和黏膜器质性）：下鼻甲前端骨性和 / 或黏膜性肥大，鼻中隔软骨偏曲、脱位或突出，鼻内肿块，上外侧软骨内移或塌陷，鼻腔底部异常等（图 9-8），导致该区往往是鼻腔气道阻塞最为常见的部位。

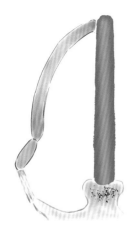 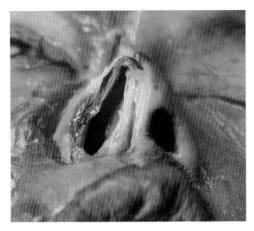 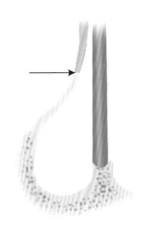

图 9-4　前庭瓣　　　　　　　　　　　　　　　图 9-5　鼻侧壁塌陷示意图

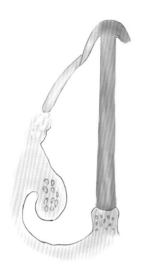 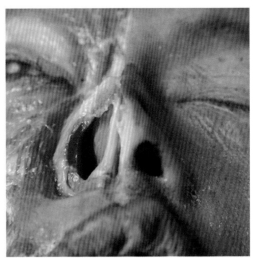

图 9-6　内鼻瓣及内瓣区

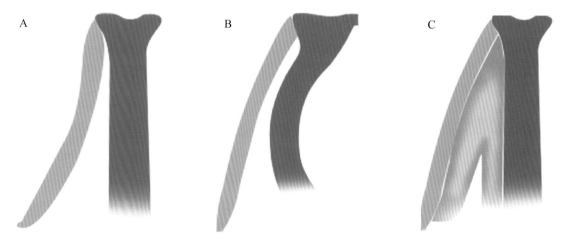

图 9-7　内瓣角减小的常见原因示意图

A. 上外侧软骨背侧软化塌陷；B. 鼻中隔软骨背侧软化偏曲；C. 内瓣角处黏膜增厚

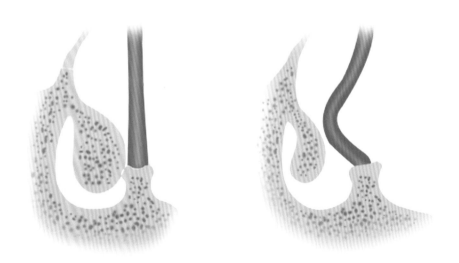

图 9-8　内瓣区截面积减小的常见原因示意图

　　骨瓣由骨性外侧壁和鼻中隔组成（图 9-9）。骨瓣结构异常引起鼻堵的原因主要是鼻整形或外伤后，骨性外侧壁内移造成骨瓣角度和横截面积减小（图 9-10）。

　　事实上，引起鼻堵的上述鼻腔各解剖结构异常（如鼻中隔畸形、鼻甲肥大、鼻瓣狭窄或塌陷等）多同时存在，需多部位同时进行手术纠正，包括：鼻中隔偏曲矫正术、下鼻甲肥大治疗、内瓣区成形术及应用撑开移植物扩大内瓣角等。

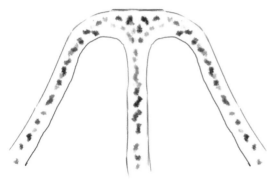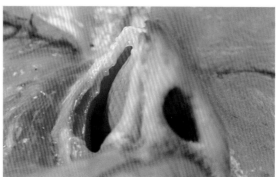

图 9-9　骨瓣

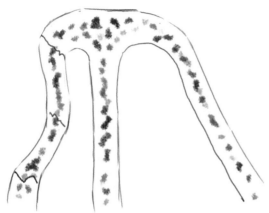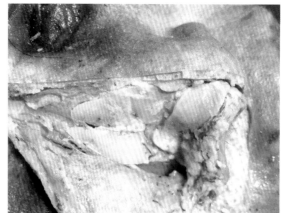

图 9-10　骨性外侧壁的塌陷并向内移位，造成鼻腔通气功能障碍

二、鼻腔 / 鼻窦黏膜性因素

鼻腔黏膜舒缩状态、相关疾病所致的通气阻力增加是导致鼻腔通气功能障碍的另一主要因素。其解剖基础是黏膜内含有丰富的静脉网和静脉丛，且管壁薄、腔大似窦状，随动静脉吻合的开放和关闭呈周期性充血变化，促进大量腺体分泌。其中，尤以下鼻甲内面及其游离缘的静脉网最为粗大、密集，易受刺激而充血肿胀，从而调节鼻腔通气。

McCafferey 和 Kern 所进行的鼻阻力测定研究证明，由结构畸形所致的鼻腔阻力与黏膜充血所致的阻力基本相当。所以，不可忽视该因素对鼻整形术的影响。除鼻甲生理性周期因素外，鼻腔黏膜所致的鼻堵多为病理因素诱发，如机械性刺激、炎症及变态反应性作用等。

（一）机械性刺激

鼻腔黏膜受到机械性等刺激时，其内含量丰富的血管发生反射性扩张、腺体分泌增加，发生显著肿胀，致使不同程度的鼻腔阻塞，并可能堵塞鼻窦开口。另外，由于黏膜与深部骨膜或软骨膜之间缺乏黏膜下疏松结缔组织，使得创伤后愈合缓慢，继而可使堵塞开口的鼻窦继发炎症及其他相关疾病。

（二）炎性刺激

鼻腔黏膜变态反应性疾病引起的鼻堵，与吸入空气中致敏原接触机体免疫系统（即鼻腔内黏膜黏液毯）所触发的变态反应有关。其实质是释放的炎症介质所致黏膜肿胀、腺体过度分泌，致使鼻腔不同程度阻塞和鼻窦炎症及其相关疾病发展。

此外，如果细菌侵入黏膜及其中血管，同样可发生显著肿胀而堵塞鼻窦的开口，使其中分泌物引流不畅，继发鼻窦炎症及栓塞形成，并使得黏膜受损，产生肉芽组织，代以息肉样或者瘢痕组织。其中，鼻息肉是最为常见鼻部疾病，好发于成年人，由极度水肿的鼻腔或鼻窦黏膜在重力作用下逐渐下垂而形成，多发生于鼻腔外侧壁，特别是筛窦前群处，易于阻碍呼吸，可经鼻前孔或后鼻孔突出。

第二节　鼻部通气障碍的术中
预防及常见处理措施

一、诊断流程

从鼻整形的诊治流程和思维上来说，需要养成良好的术前鼻部检查和疾病病因诊断习惯，而不是术后出现鼻腔阻塞时，推测这种结果是手术原因，还是术前诊断或治疗失败所致。因此，对患者进行详细询问病史、仔细检查并明确诊断，与行相关处理和手术治疗同样重要，也是尽可能减少术后不良并发症的重要步骤。

（一）常规检查

通过询问病史，重点了解用药史（特别是抗高血压药）、吸烟史、吸毒史、外伤史或鼻部手术史等既往史内容；警惕包括持续或间断鼻腔不通，咽干、刺痛，涕倒流等相关症状，以及反复发作的双侧鼻窦炎和味觉或嗅觉改变；明确鼻漏的发生时间、持续时间、发生频率、加重或恶化的因素以及鼻漏的特点。同时，应询问鼻堵的病因学因素，包括炎性、肿瘤、创伤、发育、内分泌和空气动力学等原因。

（二）专科检查

外鼻检查时，应在静息时和深吸气时操作，明确外鼻有无偏斜、畸形、张力性塌陷、有无瘢痕和表面皮肤情况。

鼻腔检查时，重点观察鼻中隔有无移位、偏斜，鼻腔赘生物（棘突等）位置、形态、硬度、活动度及表面是否易出血，以及鼻腔黏膜和分泌物情况，并通常在应用血管收缩剂（1% 麻黄碱）前后，分别对双侧鼻腔进行鼻内的前庭、鼻甲和内瓣角检查，以明确是血管运动性鼻炎等可逆性原因所引起的鼻堵（通常这类疾病是可以通过药物治疗得到缓解），还是鼻腔结构解剖畸形引起的鼻堵，便于在术后矫正效果不佳时，推断并发症的原因和位置。

综上应用，才能更好地鉴别鼻腔阻塞的原因、部位及性质，明确诊断并制订对应的治疗措施。

二、术中预防

鼻整形术中，多通过合理的手术方案，正确、精细的操作，以及恰当的手术流程等措施，预防鼻通气功能障碍的出现。主要包括下述区域手术过程的操作：

（一）鼻孔瓣区域

主要预防切口瘢痕挛缩、鼻孔边缘支撑力下降、鼻小柱及其基底的宽大等因素导致前鼻孔截面积减小。因此，需采用正确的切口设计避免软组织三角损伤，恰当的鼻翼切除方式，以及减少或缩窄鼻小柱移植物等操作。

（二）前庭瓣区域

该区所涉及的常见预防性操作是：采用正确的各类鼻前庭切口；保留足够外侧脚支撑力情况下，尽可能少地切除头侧端软骨，或切开不去除并加强缝合；矫正中隔软骨尾侧端的偏曲、偏斜或脱位；避免引起外侧脚与附件软骨连接处中断的操作，矫正该处的凹陷畸形；避免外侧脚的过度划刻操作等。

（三）鼻瓣角 / 区域

该区最常见的错误操作是移植物使用不当。主要是撑开移植物或延伸型鼻中隔撑开移植物的错误使用：手术中进行黏软骨膜分离时，未将上外侧软骨和鼻中隔软骨背侧的黏膜分开，使用的移植物又过厚、过宽，不但没有起到应有的作用，反而使内鼻瓣区域的气道截面积更为狭小，从而引发通气障碍问题（图 9-11）。此外，在使用耳软骨作为 SEG 材料时，由于软骨本身的卷曲、手术时未消除该特性，以及鼻中隔力量偏弱、偏曲等原因，都可能导致软骨凸向鼻腔。因此，正确使用上述移植物是预防此类并发症前提。

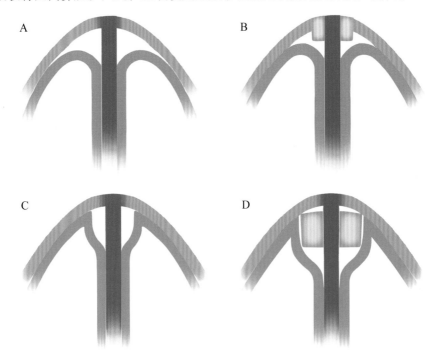

图 9-11　撑开移植物或延伸型鼻中隔撑开移植物的正确（A、B）、错误（C、D）使用方式示意图

　　其他常见预防性操作为：①涉及鼻瓣角的操作时，尽可能地减少鼻瓣角相关结构的损伤，以避免术后瘢痕挛缩，影响通气功能；②彻底矫正鼻中隔本身的偏曲、增强其支撑力，在鼻中隔软骨、肋软骨作为 SEG 材料时，避免引起移植物凸向鼻腔，导致通气障碍；③术中避免应用过度划刻的方式矫正鼻中隔偏曲；④应用下鼻甲骨折外移、下鼻甲前端部分切除或等离子消融等方式，解决鼻堵的症状。

（四）骨瓣区域

　　该区预防性操作的目的是避免骨性侧壁的过度内移、粉碎性塌陷，引起术后通气障碍。主要包括以下措施：减少骨性穹隆外侧壁其上的软组织及骨膜过度分离；减少鼻腔黏膜撕裂范围；选择正确的截骨方式；应用微型骨凿进行截骨；术前检查并于术中矫正骨性鼻中隔偏曲等。

三、鼻整形术后通气障碍的常见原因及处理措施

　　鼻整形术后常见的通气功能障碍且需要手术治疗者多为结构性因素所致，主要包括：鼻中隔手术的相关操作，可能会影响内鼻瓣功能；鼻中隔尾端的移植物使用，可能会导致

鼻腔内异常突出物出现，影响气流通过；鼻小柱及其基底位置和形状改变，以及不恰当的鼻翼手术改变鼻孔瓣的截面积等。依症状差别分类列举如下：

（一）内鼻瓣狭窄

多为 SEG 或 ESG 使用不当造成。矫正时，常采用全身麻醉，常规开放入路分离操作，去除所有鼻尖、鼻中隔尾端移植物，去除延伸型鼻中隔撑开移植物，沿鼻中隔、上外侧软骨背侧行黏软骨膜下分离，在鼻背侧形成囊袋。将原 ESG 的鼻中隔结合部分修窄（厚度和宽度），余留约 1.5mm，置放于分离的囊袋中。5-0 PDS 将其缝合固定于鼻中隔软骨，然后，应用 3-0 肌腱吻合线将移植物和中隔软骨复合体与双侧上外侧软骨进行 8 字缝合，达到加宽内瓣角角度的目的（图 9-12）。

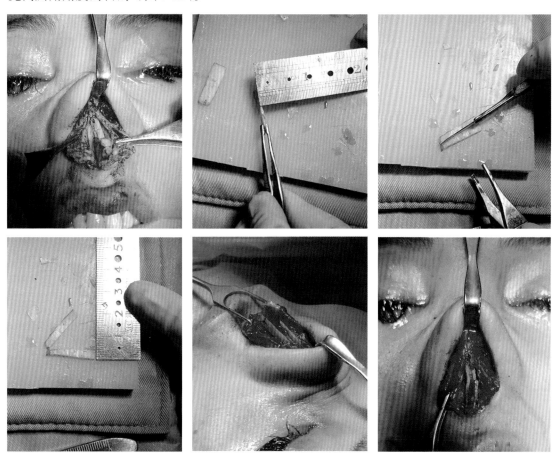

图 9-12 延伸型鼻中隔撑开移植物使用不当的矫正过程

（二）鼻腔异常凸起

多见于应用耳软骨作为鼻中隔尾端移植物，其自身结构突起造成的通气障碍。也见于外侧脚移植物变形或使用不当，而突向鼻腔（图9-13）。矫正时，常局麻下手术，在鼻中隔凸起部位切开黏膜并在其下分离至适当范围，去除凸起的软骨，5-0PDS线行鼻中隔贯穿缝合，关闭切口。患侧鼻孔使用凡士林纱条填塞或应用鼻中隔夹板，以促进分离的黏软骨膜贴合、预防术区积血等。

也见于外侧脚移植物变形或使用不当，而突向鼻腔。矫正时，常局麻下手术，在凸起部位直接切开皮肤或设计Z改形皮瓣（图9-14），在其下分离至适当范围，去除凸起的软骨，5-0可吸收线行间断缝合，在手术区域的鼻腔内外侧使用硅胶夹板贯穿缝合固定，或凡士林纱条填塞术侧鼻腔。

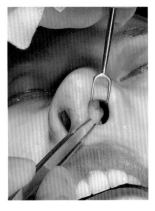

图9-13 耳软骨移植物突向鼻腔

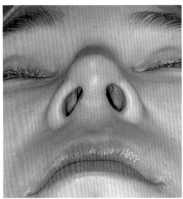

图9-14 外侧脚区域的凸起，可选择应用Z改形皮瓣切开矫正

（三）鼻小柱及其基底宽大

多见于中隔延伸移植物、鼻小柱支撑移植物过厚（图9-15），且缝合靠近内侧脚尾缘，造成鼻孔瓣截面积减小。矫正时，常规局麻下手术，在鼻小柱两侧切开皮肤，并进行分离，暴露移植物后，切除过宽的软骨移植物，使移植物厚度留存3mm左右，保持两侧力量平衡，5-0薇乔线缝合伤口，并应用5-0PDS贯穿缝合手术分离区域，鼻腔选择性使用凡士林纱条填塞。

（四）鼻孔狭小

多见于鼻翼部分手术设计、操作不当引起的鼻翼脚内移或瘢痕挛缩所致。矫正时，在靠近鼻翼脚的

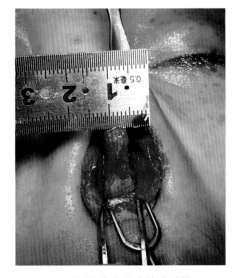

图9-15 过厚的鼻小柱支撑移植物

鼻翼缘设计"新月形"切口线，常规局麻下手术，去除楔形鼻翼缘组织，6-0 普利灵线连续缝合切口。术中应注意切除量及其可能产生对鼻孔边缘支撑力的影响，以避免术后发生瘢痕挛缩的并发症。此外，也见于鼻前庭近鼻翼缘处，因错误的切口设计或损伤形成蹼状挛缩瘢痕而导致鼻孔缩小。手术矫正，以不对称 Z 改形皮瓣或结合耳廓复合组织移植、切除蹼状组织后耳郭复合组织移植等修复方式为主。

此类手术的术后注意事项中，最重要的是必须使用外裹凡士林纱条的硅胶管或定制的硅胶鼻孔支撑器 6~9 个月，以预防瘢痕挛缩。

第10章

鼻整形术的切口关闭与包扎固定

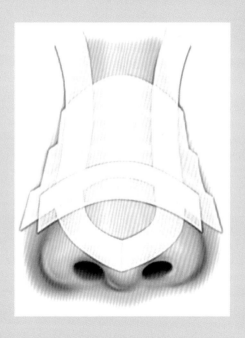

开放入路鼻整形术最后的操作步骤是切口关闭和包扎固定。切口缝合会影响下外侧软骨部分节段位置及鼻腔衬里的分布，不但在缝合后即刻对鼻部形态产生影响，还可能会因对合不恰当而产生创面延迟愈合、肉芽组织增生、组织粘连及瘢痕挛缩等不良结果，导致术后鼻尖结构位置、形态及通气功能改变，甚至继发性畸形。而胶带包扎和夹板固定鼻部是被覆软组织与深层支架重新贴合，以及术后早期保持新支架结构、移植物定位和稳定的重要措施。因此，该步骤对鼻整形而言，会直接影响手术效果，是不可忽视和替代的操作，须谨慎对待。本章将详细讨论上述操作环节，以期能够规范该步骤的操作流程和实施细节，进一步完善鼻整形术效果。

第一节　手术切口关闭

开放入路鼻整形术的切口关闭，不仅是为了达到切口临床一期愈合、减少后期瘢痕挛缩和增生的目的，更应该被视为鼻整形术最后的修整过程：调整鼻孔形状，调整鼻小柱和鼻尖两侧的张力，调整软三角的位置和形态，调整鼻孔边缘的圆润度等。因此，应按顺序关闭切口，边缝合边观察，并在必要时调整缝合位置、方向及力度等。

首先，推荐使用 5-0 Vicryl（薇乔）线进行鼻小柱三针定位缝合，使分离的皮肤软组织在新建支架上重新定位分布。有助于鼻部术后形态的大致呈现，便于判断鼻部下 1/3 各亚单位形态是否达到预期，以及鼻部整体的协调性判断，并避免后续的鼻腔内切口缝合时，产生组织移位（图 10-1，图 10-2）。缝合时，如遇缝合张力大的情况（尤其是第一针缝合），助手可将鼻背、鼻尖皮

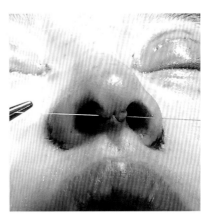

图 10-1　切口关闭的第一针始于倒 V 切口的尖端，通常行埋入式皮下缝合，注意进针点和出针点层次需相同（均位于皮肤真皮层下），避免缝合后出现阶梯样外观

肤下推，在张力缓解的情况下打结，以免撕裂组织。缝合后，观察鼻小柱两侧形态，需要达到圆润、无阶梯状外观，否则需要拆除重新缝合。

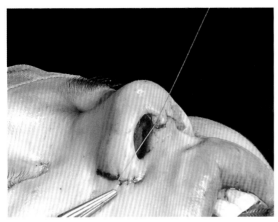
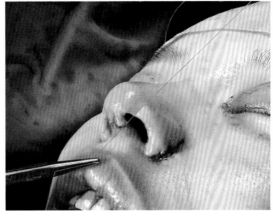

图 10-2　第二、三针缝合的位置是鼻小柱皮瓣远端的左、右两侧对称部位，可调整鼻小柱两侧的张力

然后，依次对左、右两侧鼻腔内切口进行缝合，推荐使用带有 1/2 弧圆针的缝线（如

5-0 Vicryl），以便于操作。具体顺序依次为软骨下缘、鼻小柱两侧及穹隆部的切口缝合（图 10-3 ~ 图 10-5）。

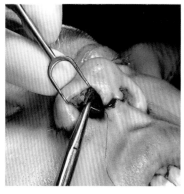 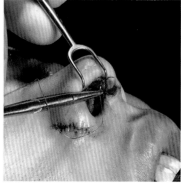 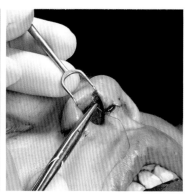

图 10-3　软骨下缘切口的缝合　　图 10-4　鼻小柱侧边切口的缝合　　图 10-5　穹隆顶处切口的缝合

软骨下缘切口关闭与下外侧软骨外侧脚再分布、鼻翼缘位置和形态，以及鼻孔顶端轮廓等亚单位最终形态密切相关。通常自切口末端向前缝合，注意缝合时进、出针的层次一致，避免携带切口上缘的软骨（尤其在切口过于靠近软骨下缘时），进行准确的对位缝合。如果缝合线之间出现皮肤皱褶或隆起，应拆除重新对位缝合。在缝合打结时，松紧适度，并观察鼻翼沟、鼻翼缘及其与鼻尖连接处的变化，一般每侧须缝合 3 ~ 4 针。

鼻小柱侧边缝合时，其切口上缘通常呈松垂状，需要将其提拉后与已固定的切口下缘进行准确的对位缝合，并为鼻前庭隐窝的保留提供足够的软组织结构。缝合时注意打结力度，根据鼻小柱形态、对称度及鼻孔对称度适当调整，尤其在靠近鼻孔顶点的缝合位置。

穹隆顶处的缝合对进针位置和层次要求最高。缝合时，应避免鼻孔顶端区域缝合错位、层次不一、针距过大等错误缝合方式，因其易造成鼻孔顶端形态扭曲或尖顶状轮廓、台阶样外观、切缘内翻和内部组织外露等异常，导致术后切口愈合不佳、延迟愈合或瘢痕挛缩等并发症。此外，需注意打结不可过紧，以免破坏软三角区的形态。在缝合后，因鼻前庭隐窝的解剖特点，不要留太长的线结，以免分泌物和血痂的过多积聚。

最后，进行鼻小柱横切口的皮肤缝合。一般推荐使用带有 6-0 Prolene（普理灵）缝线，其 3/8 弧圆针更有利于操作（图 10-6，图 10-7）。

因进行过皮下减张对位缝合，仅行简单

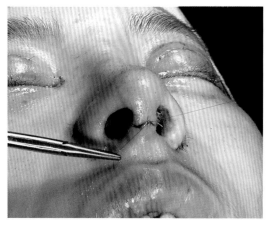

图 10-6　第一针缝合倒 V 切口的尖端

的皮肤间断缝合即可达到缝合要求，而在瘢痕严重、缝合时无张力等情况下，也可以选择单用垂直褥式缝合的方式。

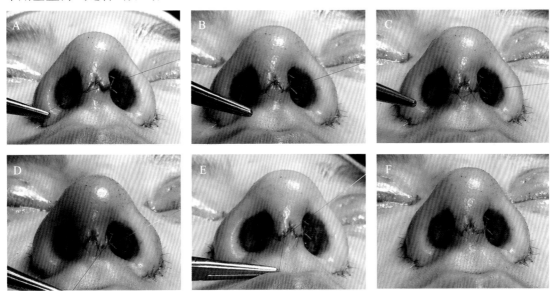

图 10-7　第二针和第三针对称地将倒 V 切口底端缝合（A，B）；第四针和第五针一般缝合鼻小柱的两侧缘，使鼻小柱侧缘更加光滑、圆润（C，D）；在前述已缝合的每针之间适当加针，使瘢痕最小化（E，F）

缝合完毕之后，局部清洗、消毒，外涂红霉素眼膏。

第二节　包扎与固定

鼻部术后的包扎、固定，具有可减少出血、死腔和肿胀，维持术后支架结构、移植物的定位和稳定，促进分离被覆软组织的重新分布等作用。主要所需材料包括：胶带、鼻腔填塞物或鼻中隔夹板、外固定夹板等。通常情况下，操作的流程为：①使用鼻中隔夹板，并将其与中隔软骨行贯穿固定缝合（选用）；②使用一片修剪成梯形的无菌纸片覆盖于鼻背；③根据手术目的选择胶布固定方式；④根据需要选择合适的外固定夹板；⑤进行鼻腔填塞，防止出血、血肿、肿胀和粘连。

一、外鼻包扎与固定

（一）胶带包扎

作者推荐先在鼻背上覆盖一层薄的、浸过生理盐水的无菌纸片（如一次性无菌手套包装纸），然后再使用褐色 3M 胶带（或无菌免缝胶带）按顺序进行固定：先使用交叉的两条胶带固定纸片，然后根据手术目的，选择使用鼻背部塑形、鼻尖上区压迫塑形和鼻尖缩窄塑形等操作。这样的贴敷包扎不但不会减弱稳定性，还能减轻去除时的疼痛等不适，且更重要的是最大限度地避免皮肤软组织与其下支架结构撕脱的可能，从而预防出血、积血/液和支架移位等情况出现（图 10-8，图 10-9）。

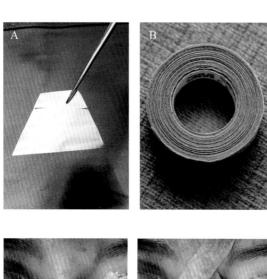

图 10-8　将无菌纸片修剪成梯形，其两侧制成裙边状（A）；3M 胶带适形性好，黏性好，相对容易去除，质地柔软，比其他显眼的敷料更为美观，且很少出现过敏现象（B）

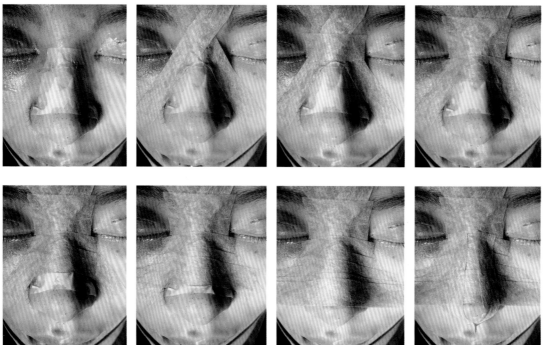

图 10-9　将生理盐水浸湿制备好的无菌纸片放置于鼻背（覆盖鼻根点至鼻尖上点的区域），并与鼻背贴附，胶带依次压迫、包扎外鼻

胶带使用和去除的时间主要由手术类型和目的决定。若手术范围较小，不使用外固定

夹板，仅固定皮肤和皮下组织的位置，胶带通常放置 3 ~ 5 天后去除，然后视情况决定是否继续使用；若手术范围较大，使用外固定夹板，需完成鼻尖塑形、截骨位置稳定等目标时，胶带在术后 5 ~ 7 天随夹板一同去除，并视情况决定是否继续使用。对于拆线后鼻尖上区、鼻尖下小叶等区域软组织肿胀仍明显的情况，还需局部应用胶带压迫 10 ~ 30 天（全天或仅夜间使用）。

（二）夹板外固定

胶布固定完毕后，可选择性地使用夹板外固定。它的作用是：①固定外形，使改变后的支撑结构与皮肤软组织更加服贴；②压迫、封闭可能存在的死腔，减少血肿、血清肿发生的概率，从而减少后期的瘢痕增生；③保护，防止外力及其他外界因素对手术部位的损害。

理想的外固定夹板需足够薄（能够准确地对外鼻施压，且能感知鼻锥的位置），能良好地与外鼻部特定区域贴敷，且使用方便。常用的外固定夹板从材质上讲有三大类：①熟石膏，尤其是双聚合树脂快速成形石膏，可以根据需要裁剪，塑形良好，适形性强，可用于任何手术之后，但制作费时，无法更改，有时产生的粉末会污染术区；②热塑性塑料夹板，遇热水变软，可快速更改形态，简单，清洁，与外鼻贴敷效果佳，使用湿盐水纱布覆盖，可加速夹板冷却定形，但材料硬度及维持性不足，多用于无骨性鼻锥调整的术后（图 10-10）；③软铝夹板，由铝板和双面胶贴组成，夹捏力强，适形性较差，操作简单，市场上有多种规格和形状的供选择，多用于骨性鼻锥截骨术后。

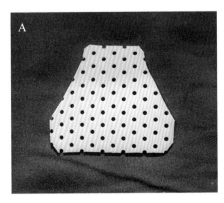
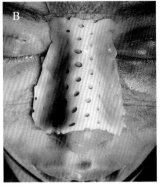

图 10-10　裁剪好的热塑夹板（A）；术后夹板外固定，以保持鼻背部轴线位置和两侧对称度为准则，而非以夹板对称外观为标准（B）

外夹板的使用时间由手术类型和目的决定。夹板和胶带既不能去除太早，造成支架被覆组织分离、撕脱，也不能去除太晚，对皮肤软组织形成过大过久的压迫。其原则是，手术范围大、结构改变也大的病例，夹板则需维持的时间越长。通常使用 5 ~ 7 天后去除，以便于观察鼻背移植物是否偏斜、骨性锥体位置是否对称、外鼻肿胀程度及双侧压迫力量是否对称等情况，若出现上述情况可能仍需佩戴夹板 1 周左右。

更换夹板和／或胶带时，患者取半坐位，可将胶布用湿盐水浸湿后小心去除。在此过程中，可用湿盐水棉签压住鼻部皮肤，与去除夹板和／或胶带的力量进行对抗，以避免鼻部皮肤软组织与其下新建支架结构撕脱。

二、鼻腔填塞或内固定

鼻整形医生们对术后是否填塞鼻腔意见不一，对于填塞物的选择也存在差别。作者推荐鼻整形手术后，应用凡士林纱条进行双侧鼻腔填塞（图 10-11）。虽然，该方式在术后早期会造成患者无法用鼻部呼吸、口咽干燥等诸多不适，但却具有较多优势，甚至其他材料不能替代的特点：①凡士林纱条无刺激性气味，且压迫力量均匀，对鼻腔黏膜损伤小；②具有双侧鼻腔不对称填塞的特殊性优势，便于维持或进一步矫正鼻中隔、鼻小柱处于正中位；③封闭鼻中隔黏软骨膜瓣之间死腔，促进已分离的黏软骨膜瓣与支架结构的贴合，减少术后出血及鼻腔内水肿，预防血肿、血清肿；④维持手术矫治之后的软骨性／骨性鼻锥位置，促进下外侧软骨区域与皮肤软组织瓣的贴附；⑤分离鼻腔内不同位置的创口，防止术后粘连；⑥减少鼻腔分泌物在切口处的沾染等。

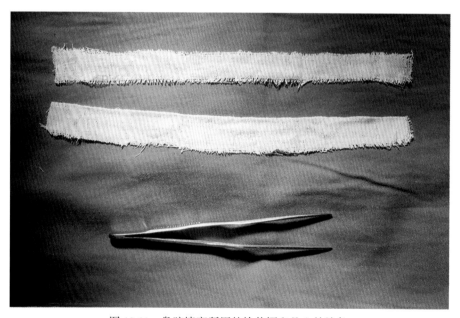

图 10-11　鼻腔填塞所用的枪状镊和凡士林纱条

应用凡士林纱条填塞时，由后逐渐向前，由下而上或由上而下逐层填紧，并注意两侧填塞量和力度。根据手术范围和术后需要，填塞范围涵盖鼻前庭、下鼻道、中鼻道，甚至整个鼻腔。

鼻腔填塞物维持的时间一般根据手术类型决定。鼻中隔黏软骨膜分离范围较少，起防止出血、肿胀的填塞物，一般术后 1~2 天即可去除；鼻腔内入路截骨的患者，为维持鼻骨位置，减轻黏膜出血，一般术后第 3 天去除填塞物；为维持中隔软骨位置、软骨支架位置等，一般需要填塞 3~5 天，中间需严密观察鼻腔黏膜颜色、质地，以及分泌物数量、形状等情况，必要时给予去除或更换填塞物并清洁鼻腔。

去除鼻腔填塞物时，患者取半坐位，应用两把镊子，轻柔地交替去除鼻腔填塞物，尽可能减轻患者的恐惧和痛苦。然后，应用浸透的湿盐水棉签或含有低浓度过氧化氢的湿棉签，清理鼻腔分泌物、干血痂，同时，观察鼻腔黏膜有无异常肿胀、糜烂，切口愈合情况，鼻腔内结构是否位置异常，有无异常分泌物等情况，如有上述异常，做相应处理，如无，给以红霉素眼膏鼻腔内切口涂抹。

也可选用硅胶材质的鼻中隔夹板。作者通常在歪鼻畸形、中隔偏曲或偏斜等鼻中隔整形手术后，根据术区具体情况裁剪适当大小的片状鼻中隔夹板（图 10-12），应用 5-0 PDS 贯穿缝合、固定到鼻中隔术区两侧（警惕贯穿缝合后打结的力度），起到预防血肿、保持和稳定支架结构位置、促进黏软骨膜与中隔贴服等作用。术后，患者呼吸会更通畅，舒适感也较好，通常在术后 1 周左右去除中隔夹板。术后除常规清洁、换药外，需观察夹板使用区域黏膜的颜色、血运及表面是否过度受压而受损等情况，如出现异常，需及时拆除。从使用的角度来讲，鼻中隔夹板可被鼻腔内填塞物替代，而鼻中隔夹板则无法完全取代鼻内填塞物。

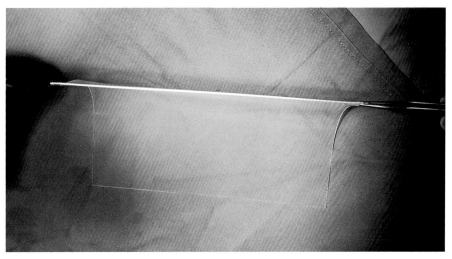

图 10-12　硅胶材质的鼻中隔夹板，不仅可以按需裁剪，操作使用方便，还能免于做鼻内填塞，但价格较高，术后取出较费事

附录 1　鼻整形术前评估表

姓名：＿＿＿＿＿　性别：＿＿＿＿＿　年龄：＿＿＿＿　职业：＿＿＿＿　婚姻状况：＿＿＿＿　电话：＿＿＿＿

□呼吸障碍	□过敏情况	□高血压
□左　　□右	□过敏治疗情况	□出凝血疾病
□间断　□持续	（鼻整形手术无法解决过敏问题）	□目前用药情况
□鼻外伤史	□鼻用喷雾剂使用史	
□鼻手术史	□可卡因使用	

面部是否对称　□相对对称　　□明显不对称　　　左侧＿＿＿　右侧＿＿＿

上庭 = ＿＿＿

中庭 = ＿＿＿

下庭 = ＿＿＿

眉间突出度：　□正常　□过凸　□过凹

角膜前点位置：□正常　□过于靠前（眼球突出症）

□过于靠后（眼球内陷）

鼻长度 = ＿＿＿

鼻尖突出度 = ＿＿＿

上唇形态：　□前翘　□后缩　□过长　□过短

上颌骨发育：□正常　□过突　□不足

下颏垂直高度 = ＿＿＿

下颏突出度：□正常　□过突　□不足

一、正位分析

1. 鼻部皮肤软组织状况评估：□薄　□厚

　　□油性皮肤、皮脂腺丰富　□皮下组织肥厚　□瘢痕增生　□炎性增生

　　□活动度　　□正常　　　□差　　　　□松弛

2. 鼻背线与面部中轴线：	□重合		
	□偏斜	□左	□右
	□偏曲	□S 形	□C 形　□反 C 形
3. 鼻根起始点：	□正常	□过上	□过下
4. 鼻根宽度：	□正常	□过宽	□过窄
5. 外鼻侧壁对称度：	□对称	□不对称	
6. 外鼻侧壁形态：	□正常	□凹陷	□凸起
7. 骨性鼻锥背侧宽度：	□正常	□过宽	□过窄
8. 鼻骨：	□正常	□凹陷	□凸起
	□长	□短	
9. 骨性鼻锥基底宽度：	□正常	□过宽	□过窄
10. 穹隆间距：	□正常	□过宽	□过窄
11. 外侧脚：　　宽度	□正常	□过宽	□过窄
形状	□平直	□凸起	□凹陷
12. 鼻尖上小叶区形状：	□正常	□过宽（球形、盒状）	
	□过窄	□不对称	□其他
13. 鼻孔显露：	□正常	□过多	□过少
14. 鼻小柱显露：	□正常	□过多	□过少
15. 鼻翼缘形态：	□对称	□不对称	
16. 牙列和上牙槽骨检查：	□正常	□前突	□后缩
17. 鼻孔环向前的移动性：	□松弛	□紧张	

二、侧位分析

1. 鼻根点突度：　　　　　　　　　☐正常　　☐过突　　☐不足
2. 鼻背轮廓 / 突出度：　　　　　　☐鼻背驼峰　☐鼻背过低
　　　　　　　　　　　　　　　　　☐鼻背过高　☐其他
3. 鼻尖表现点与鼻背线关系：　　　☐重合　　☐之下　　☐之上
4. 鼻尖突出度：　　　　　　　　　☐正常　　☐过突　　☐不足
5. 鼻尖支撑软骨的弹性和强度（通过触诊）：☐良好　　☐较差
6. 外鼻长度与面部比例关系：　　　☐正常　　☐过长　　☐过短
7. 鼻尖下小叶区位置：　　　　　　☐正常　　☐悬垂　　☐退缩
8. 鼻小柱位置：　　　　　　　　　☐正常　　☐悬垂　　☐退缩
9. 鼻下点位置：　　　　　　　　　☐正常　　☐悬垂　　☐退缩
10. 鼻翼位置：　　　　　　　　　　☐正常　　☐悬垂　　☐退缩
11. 额部与外鼻的关系：　　　　　　☐协调　　☐不协调
12. 外鼻相关角度：　　　　　　　　☐额鼻角　☐正常　　☐过大　　☐过小
　　　　　　　　　　　　　　　　　☐鼻面角　☐正常　　☐过大　　☐过小
　　　　　　　　　　　　　　　　　☐鼻小柱 – 小叶角　☐正常　☐过大　☐过小
　　　　　　　　　　　　　　　　　☐鼻小柱 – 上唇角　☐正常　☐过大　☐过小

三、底位分析

1. 鼻尖下小叶与鼻小柱的比值：　☐正常　　☐过小　　☐过大
2. 软组织三角区：　　　　　　　☐正常　　☐发育不足　☐外因所致退缩
3. 鼻翼：鼻翼缘形态：　　　　　☐正常　　☐过厚　　☐过薄
　　　　　　　　　　　　　　　　☐切迹或夹捏
　　　鼻翼缘对称度：　　　　　☐对称　　☐不对称
　　　　　　　　　　　　　　　　左侧长度____　右侧长度____
4. 鼻翼张角：　　　　　　　　　☐正常　　☐过小　　☐过大
5. 鼻翼基底宽度：　　　　　　　☐正常　　☐过小　　☐过大
6. 鼻翼基底凹陷：　　　　　　　☐左　　☐右　　左侧凹陷度____右侧凹陷度
7. 鼻小柱：　　　　　　　　　　☐正常　☐过窄　☐过宽　☐偏斜　☐左偏　☐右偏
8. 鼻小柱基底：　　　　　　　　☐正常　☐过窄　☐过宽　☐对称　☐不对称
9. 鼻槛：　　　　　　　　　　　☐对称　　☐不对称　☐其他
10. 前鼻孔：方向：　　　　　　　☐垂直　　☐水平
　　　　　大小：　　　　　　　☐适中　　☐过大　　☐过小
　　　　　形状：　　　　　　　☐对称　　☐不对称
11. 鼻尖形态与鼻底整体形态的关系：☐协调　　☐不协调

四、鼻腔与气道

1. 气道阻塞：　　　　　　　　　☐左侧　　☐右侧
2. 鼻中隔软骨偏曲：　　　　　　☐体部　　☐左偏　　☐右偏
　　　　　　　　　　　　　　　　☐背侧　　☐左偏　　☐右偏
　　　　　　　　　　　　　　　　☐尾侧　　☐左偏　　☐右偏
3. 鼻中隔 – 梨骨偏斜：　　　　　☐左偏　　☐右偏
4. 筛骨垂直板偏斜：　　　　　　☐左偏　　☐右偏
5. 鼻甲肥大：　　　　　　　　　☐左侧　　☐右侧
6. 其他_____

取材：　　☐耳软骨　　　　　☐肋软骨　　　　　☐中隔软骨
　　　　　☐耳后筋膜　　　　☐颞深筋膜　　　　☐腹直肌肌膜　　　☐肋软骨膜

推荐手术：☐鼻根区手术　　　☐鼻背区手术　　　☐中隔区手术　　　☐骨性鼻锥区手术
　　　　　☐软骨性鼻锥区手术　☐鼻尖区手术　　☐泛鼻翼区手术

附录 2 鼻整形手术计划 / 记录表

姓名：_____　　　　性别：_____　　　　年龄：_____　　　　手术日期：_____

1. 手术入路选择
□外入路　　　　　　　□内入路

2. 切口选择
□修复患者的原切口
□鼻小柱贯穿切口　　　□倒 V　　　　□V　　　　□W　　　　□阶梯
□鼻腔内切口　　　　　□软骨下缘　　□软骨内　　□软骨间　　□鼻翼缘　　□鼻小柱边缘

3. 鼻中隔入路选择
□尾端入路　　　　　　□背侧入路

4. 鼻中隔软骨
□鼻中隔软骨偏斜纠正　□局部或大部切除法　□横断法（和板条移植物）
□鼻中隔软骨重建（中隔软骨、肋软骨）　□"摆门"操作　□前鼻棘截除
□中隔尾端板条移植（横断法）左____mm×____mm、右____mm×____mm
□中隔软骨体部切除____mm×____mm
□中隔软骨保留的 L 形支架____mm×____mm（背段）、
　　　　　　　　　　　　____mm×____mm（尾段）
□基底偏斜部分切除____mm×____mm
□中隔软骨与筛骨垂直板连接处保留的背段软骨____mm×____mm
□鼻中隔软骨全切除重建____mm×____mm×____mm
□中隔软骨重建的 L 形支架____mm×____mm（背段）、
　　　　　　　　　　　　____mm×____mm（尾段）
□尾端部切除____mm×____mm　□膜性中隔切除____mm×____mm
□撑开移植物　左____mm×____mm×____mm、
　　　　　　　右____mm×____mm×____mm
□延伸型鼻中隔撑开移植物　左____mm×____mm×____mm、
　　　　　　　　　　　　　右____mm×____mm×____mm
□鼻中隔后角移植物　左____mm×____mm×____mm、
　　　　　　　　　　右____mm×____mm×____mm
□鼻中隔尾端延伸移植物（尾端连接、左、右）____mm×____mm×____mm
□撑开型上外侧软骨瓣　左____mm×____mm×____mm、
　　　　　　　　　　　右____mm×____mm×____mm
□鼻中隔软骨旋转缝合　　　　　　□其他

5. 筛骨垂直板
□偏曲部分青枝骨折纠正
□部分切除____mm×____mm

6. 鼻小叶
□下外侧软骨　□头侧切除　□头侧松解　□切开后与尾侧段加强缝合
□鼻小柱支撑移植物
□漂浮　□固定　____mm×____mm×____mm
□鼻小柱基底充填移植物____mm×____mm×____mm
□盖板移植物____mm×____mm×____mm
□帽状移植物____mm×____mm×____mm
□盾形移植物____mm×____mm×____mm
□衬垫移植物____mm×____mm×____mm
□外侧脚外置移植物　左____mm×____mm×____mm、
　　　　　　　　　　右____mm×____mm×____mm
□外侧脚支撑移植物　左____mm×____mm×____mm、
　　　　　　　　　　右____mm×____mm×____mm

□外侧脚跨越移植物____mm × ____mm × ____mm
□上 - 下外软骨间移植物　　　　　左____mm × ____mm × ____mm、
　　　　　　　　　　　　　　　　右____mm × ____mm × ____mm
□内侧脚加强 / 重建移植物　　　　左____mm × ____mm × ____mm
　　　　　　　　　　　　　　　　右____mm × ____mm × ____mm
□内侧脚 - 中间脚加强 / 重建移植物　左____mm × ____mm × ____mm
　　　　　　　　　　　　　　　　右____mm × ____mm × ____mm
□全下外侧软骨加强 / 重建移植物　　左____mm × ____mm × ____mm
　　　　　　　　　　　　　　　　右____mm × ____mm × ____mm

7. 鼻小叶缝合
□内侧脚缝合　　□内侧脚头侧端固定缝合　　□内侧脚尾端外展控制缝合
□联合鼻小柱支撑移植物（或鼻中隔延伸移植物）缝合
□内侧脚 - 中隔软骨（或中隔延伸移植物）缝合
□中间脚缝合　　□穹窿贯穿缝合　　□穹窿间缝合　　□外侧脚跨越缝合
□外侧脚与上外侧软骨间缝合　　□外侧脚凸度控制缝合　　□其他

8. 鼻背
□驼峰　　□骨性驼峰磨除高度____mm　　□软骨性驼峰切除____mm × ____mm
□骨 - 软骨驼峰截除____mm × ____mm × ____mm
□鼻背移植物____mm × ____mm × ____mm
□其他

9. 骨性鼻锥
入路　　　　　□经皮入路　　　□鼻内入路
□内侧截骨　　□倾斜式　　　　□旁正中　　　□横向
□外侧截骨　　□低到低　　　　□低到高　　　□双平面　　□中层截骨
□不对称截骨　□截骨内推距离　左____mm，右____mm　□其他

10. 鼻翼
□鼻翼基底充填　　　　　左____mm × ____mm × ____mm、
　　　　　　　　　　　　右____mm × ____mm × ____mm
□鼻翼基底切除　皮肤　左____mm × ____mm、右____mm × ____mm
　　　　　　　　黏膜　左____mm × ____mm、右____mm × ____mm
□鼻翼缘肥厚切除　　　　左____mm × ____mm × ____mm
□鼻翼轮廓移植物　　　　左____mm × ____mm × ____mm
□鼻槛切除　　　　　　　左____mm × ____mm × ____mm、
　　　　　　　　　　　　右____mm × ____mm × ____mm
□其他

11. 手术取出物
□自体软骨　　　　　　□异体材料　　　　□其他

12. 手术使用材料
□肋软骨　　　　　□鼻中隔软骨　　　□耳软骨　　　□硅胶　　　　□膨体　　　　□耳后筋膜
□腹直肌肌膜　　　□肋软骨膜　　　　□颞深筋膜　　□自体真皮　　□人工真皮
□同种异体软骨　　□人工骨　　　　　□ Medpore

13. 包扎与固定
引流　　　　□有　　　　　　　□无
夹板　　　　□鼻中隔夹板
　　　　　　□鼻外夹板　　　　□热塑板　　　□铝夹板
鼻腔　　　　□无填塞
　　　　　　□填塞　　　　　　□油纱　　　　□膨胀海绵　　□其他

239

参考文献

1. Tardy ME, Brown RJ. Surgical Anatomy of the Nose. New York: Raven Press, 1990.

2. Tebbetts JB. Primary Rhinoplasty: Redefining the Logic and Techniques, 2th ed. Amsterdam: Elsevier, 2008.

3. Daniel RK, Pálházi P. Rhinoplasty: An Anatomical and Clinical Atlas. Heidelberg: Springer International Publishing AG, 2018.

4. Toriumi DM, Becker DG. Rhinoplasty: Dissection Manual. Philadelphia: Lippincott, 1999.

5. Rohrich RJ, Adams WP, Ahmad J, et al. Dallas Rhinoplasty: Nasal Surgery by the Masters. 3th ed. St Louis: Quality Medical Publishing, 2014.

6. Daniel RK. Mastering Rhinoplasty. 2th ed. Heidelberg: Springer, 2010.

7. 韩卉，牛朝诗. 临床解剖学头颈部分册（第二版）. 北京：人民卫生出版社，2014.

8. 牛永敢，张辉. 开放入路鼻整形基础. 成都：四川科学技术出版社，2012.

9. （美）Frank H. Netter 著. 奈特人体解剖学彩色图谱（第六版）. 张卫光译. 北京：人民卫生出版社，2015.

10. 牛永敢，孔晓，王阳，等. 鼻整形应用解剖学. 北京：人民卫生出版社，2019.

11. Goodman WS, External approach to rhinoplasty. Laryngoscope, 1974, 84（12）：2195-2201.

12. 孔晓. 外鼻的整形外科应用解剖学研究. 郑州：郑州大学，2010.

13. Rohrich, Hoxworth RE, Thornton JF, et al. The pyriform ligament. Plast Reconstr Surg, 2008, 121：277-281.

14. Sheen JH. Spreader graft: a method of reconstructing the roof of the middle nasal vault following rhinoplasty. Plast Reconstr Surg, 1984, 73：230-239.

15. Palhazi P, Kosins AM. The osseocartilaginous vault of the nose: anatomy and surgical observations. Aesthet Surg J, 2015, 35：242-251.

16. Daniel RK, Palhazi P, Gerbault O, et al. Rhinoplasty: the lateral crura-alar ring. Aesthetic Surgery Journal, 2014, 34（4）：526-537.

17. 孔晓，牛永敢. 自体肋软骨作为部分鼻翼软骨重建移植物改善东方人鼻尖形态的临床观察. 中华整形外科杂志，2017，33：417-422.

18. Harshbarger RJ, Sullivan PK. The Optimal Medial Osteotomy: A Study of Nasal Bone Thickness and Fracture Patterns. Plas Reconstr Surg, 2001, 108（7）：2114-2119.

19. 孔晓，牛永敢. 交叉划痕状自体肋软骨叠片结构鼻背移植物的临床应用. 中华整形外科杂志，2017，33：379-381.

20. Gunter JP. Anatomical observations of the lower lateral cartilages. Arch Otolaryngol, 1969, 89（4）：599-601.

21. McCaffrey TV, Kern EB. Clinical evaluation of nasal obstruction. A study of 1000 patients. Arch Otolaryngol, 1979, 105（9）：542-545.

22. Ichimura K, Ishizuka T. Measurement of the so-called"Nasal Valve" in Japanese Subjects. J Rhinol, 1997, 4：26-28.

23. 强笔，雷红卫，王衡，等. 鼻瓣区螺旋 CT 测量的改良. 临床耳鼻咽喉头颈外科杂志，2011，25：512-513.